だいたい更年期

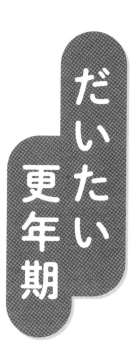

「イライラが止まらない、だるい……これってもしかして病気なの？」

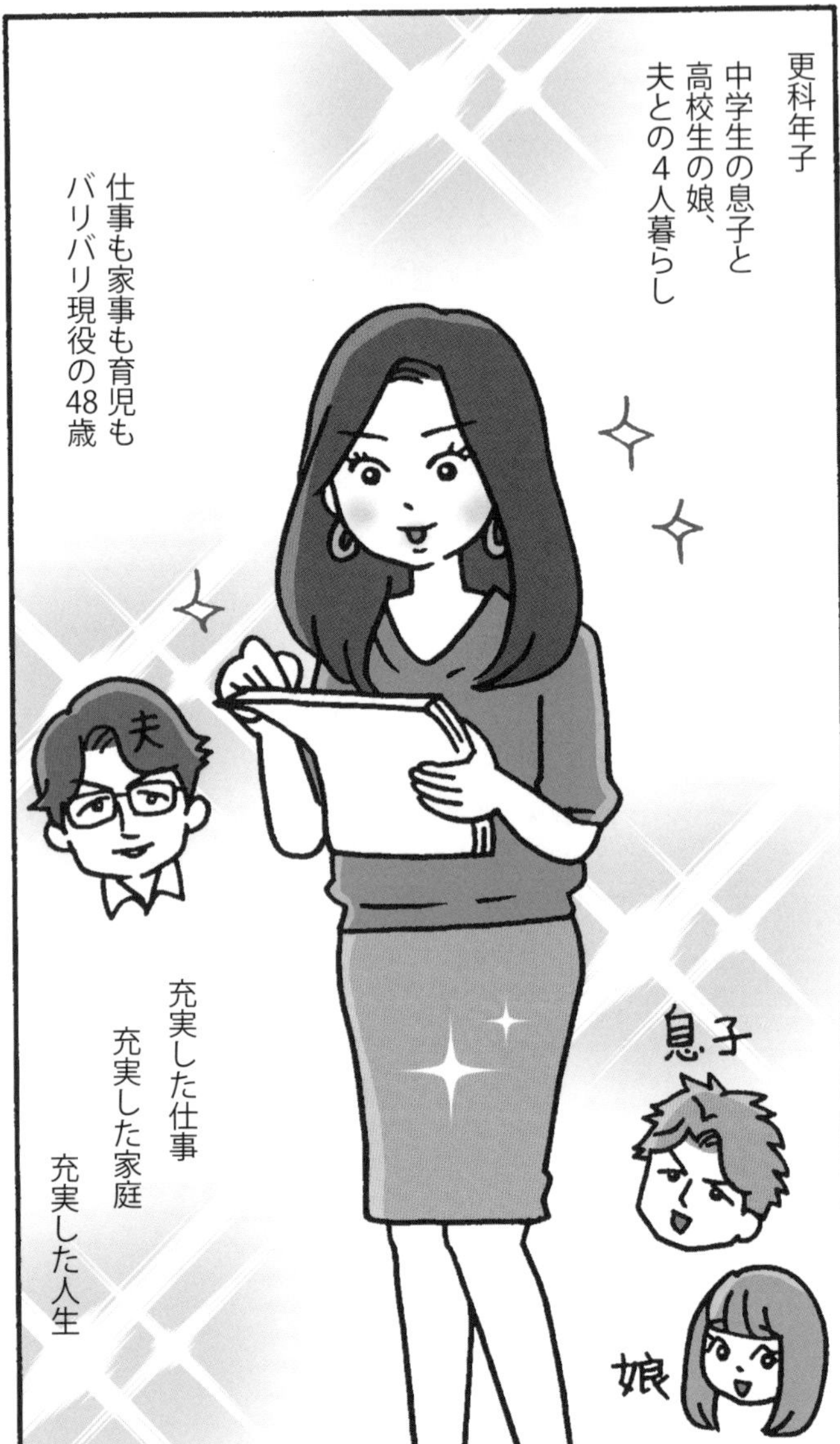
更科年子
中学生の息子と
高校生の娘、
夫との４人暮らし
仕事も家事も育児も
バリバリ現役の48歳
夫
充実した仕事
充実した家庭
充実した人生
息子
娘

漫画監修　安達知子

…のはずだったが
イライラ
ちょっと！
この書類ぜんぜんなってない！
誰よ書いたの、
え〜更科さんて48歳なんですか？見えな〜い
ええよく言われるわ
意外と年いってたんですね
いいからこのゴミみたいな書類を直しなさーい！
最近イライラが止まらない

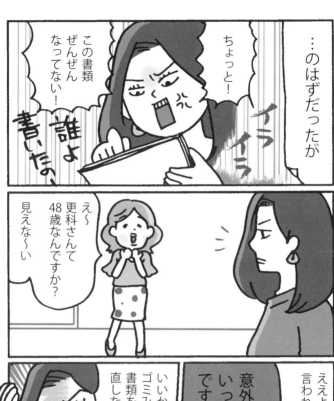

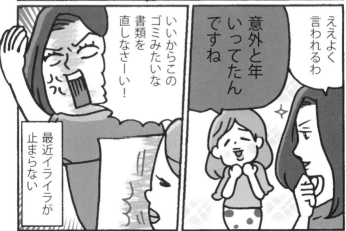

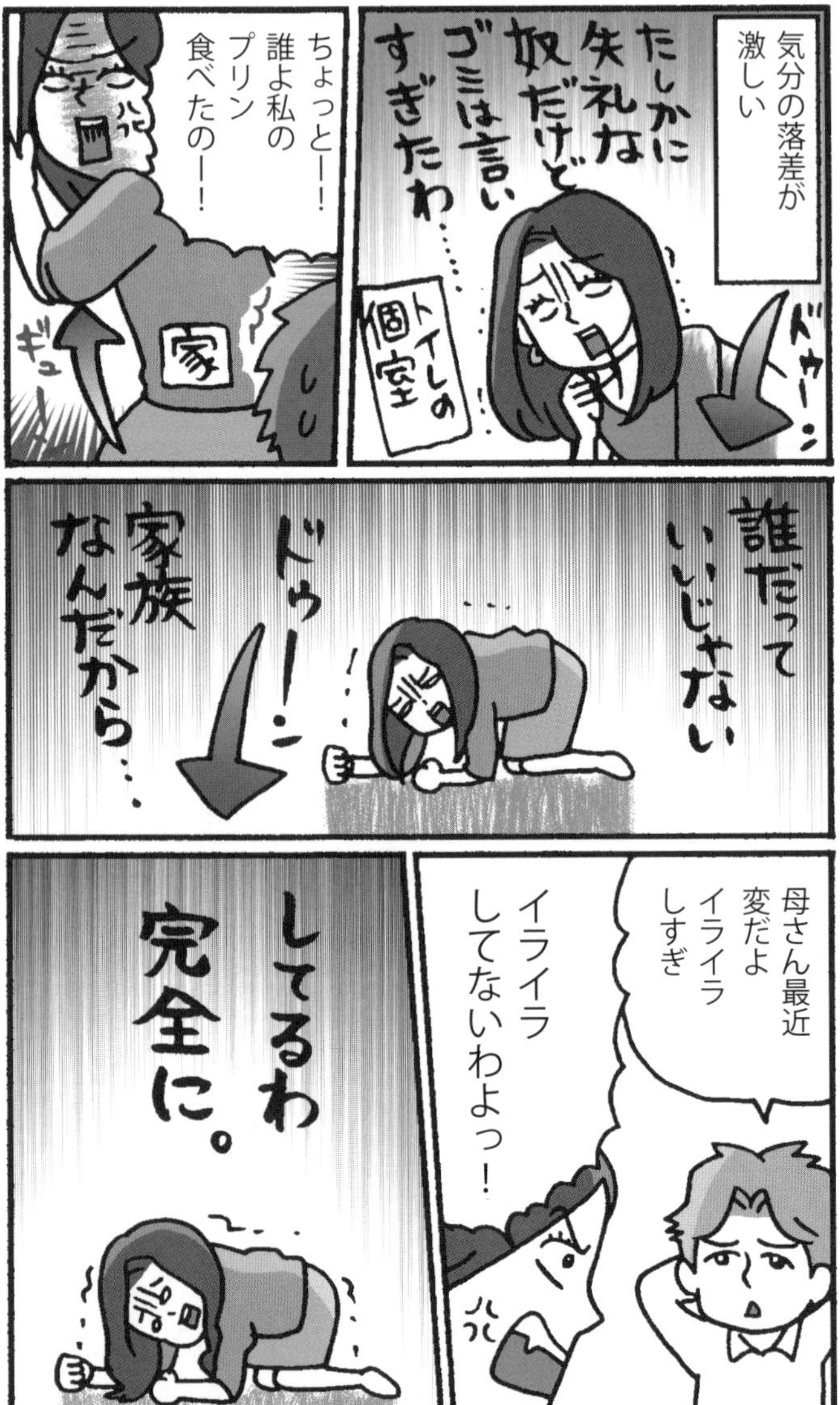
気分の落差が激しい
たしかに失礼な奴だけどゴミは言いすぎたわ……
トイレの個室
ドゥーン
ちょっとーー!誰よ私のプリン食べたのーー!
家
ギュー
誰だっていいじゃない
家族なんだから…
ドゥーン!
母さん最近変だよイライラしすぎ
イライラしてないわよっ!
してるわ完全に。

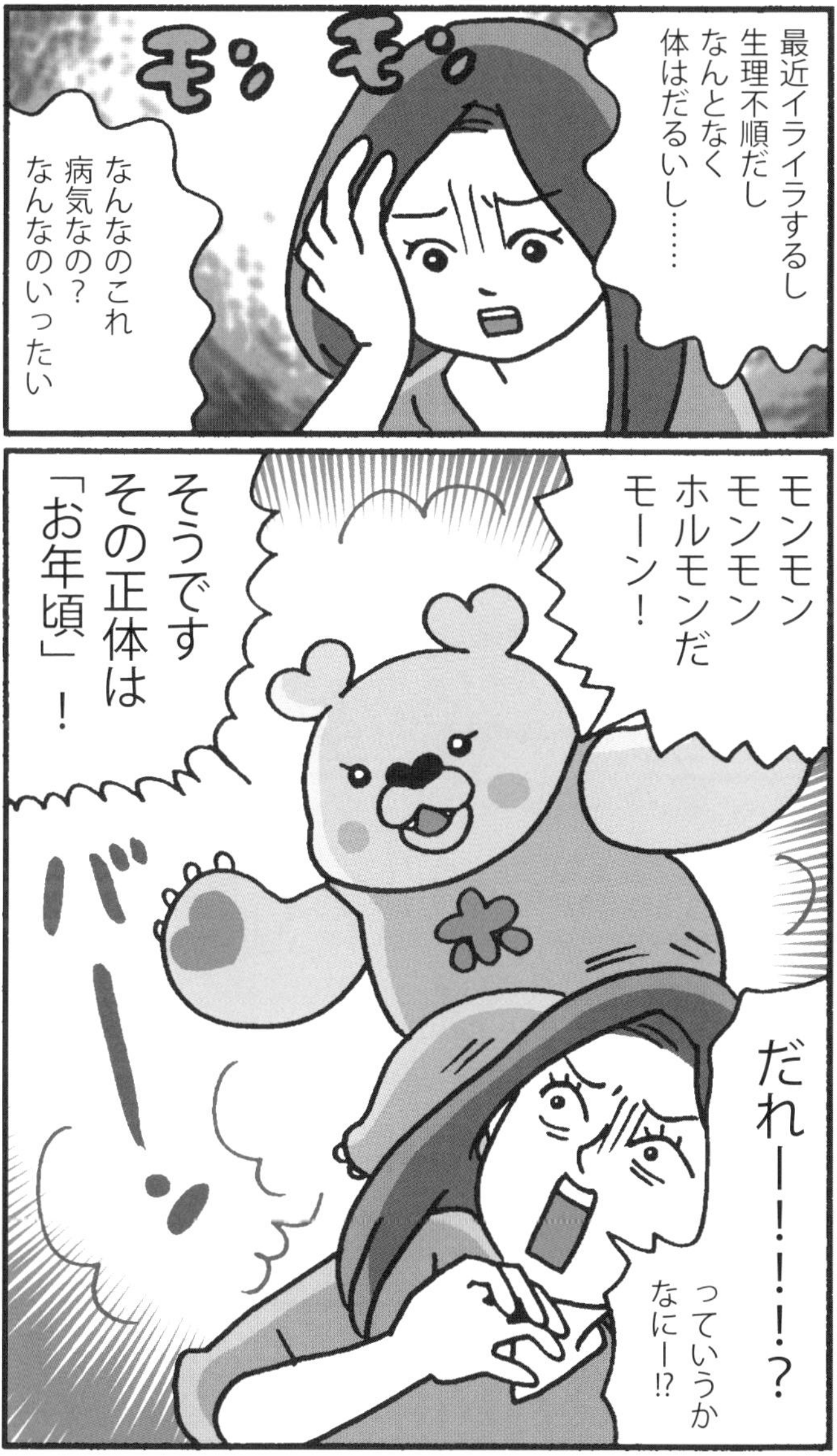
最近イライラするし
生理不順だし
なんとなく
体はだるいし……
なんなのこれ
病気なの？
なんなのいったい
モンモン
モンモン
ホルモンだ
モーン！
そうです
その正体は
「お年頃」！
バー
だれー!!!?
っていうか
なにー!?

はいどーも
私ホルモンの
妖精
モンモン
あなたの
ライフパートナー
ホルモンの国から
やってきました
ついに不調で
幻覚まで…
聞いて？
そもそも
女性の一生は
ホルモンの分泌量で
分けられるってハナシ
分泌のピークは
20～30代
30代後半から
下り坂
少女期
幼年期
思春期
性成熟期
更年期
老年期
ホルモン（エストロゲン）の量
0
10
20
30
40
50
60
70
80(歳)

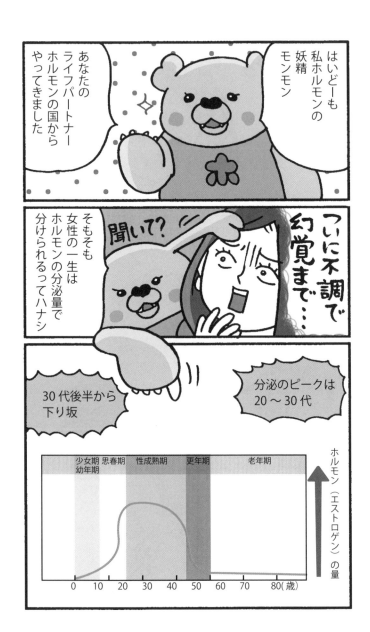

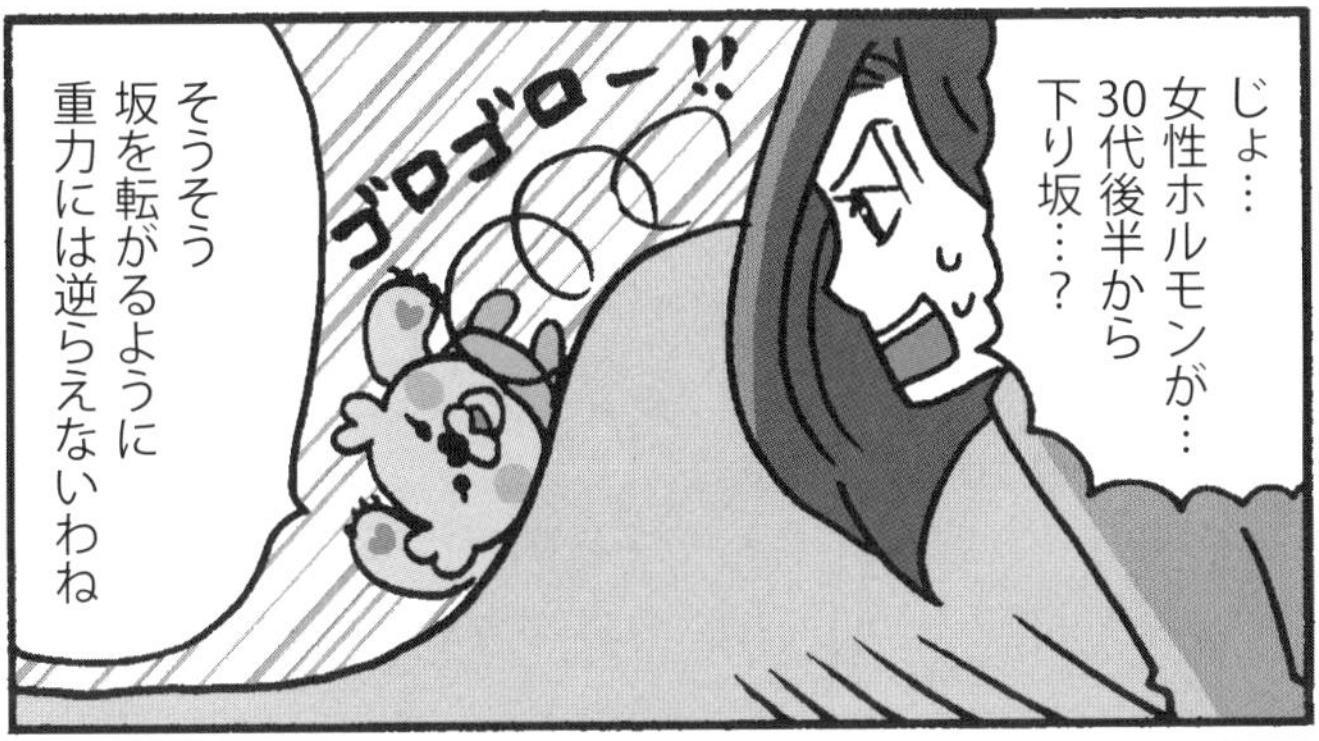
じょ…
女性ホルモンが…
30代後半から
下り坂…？
ゴロゴロー!!
そうそう
坂を転がるように
重力には逆らえないわね

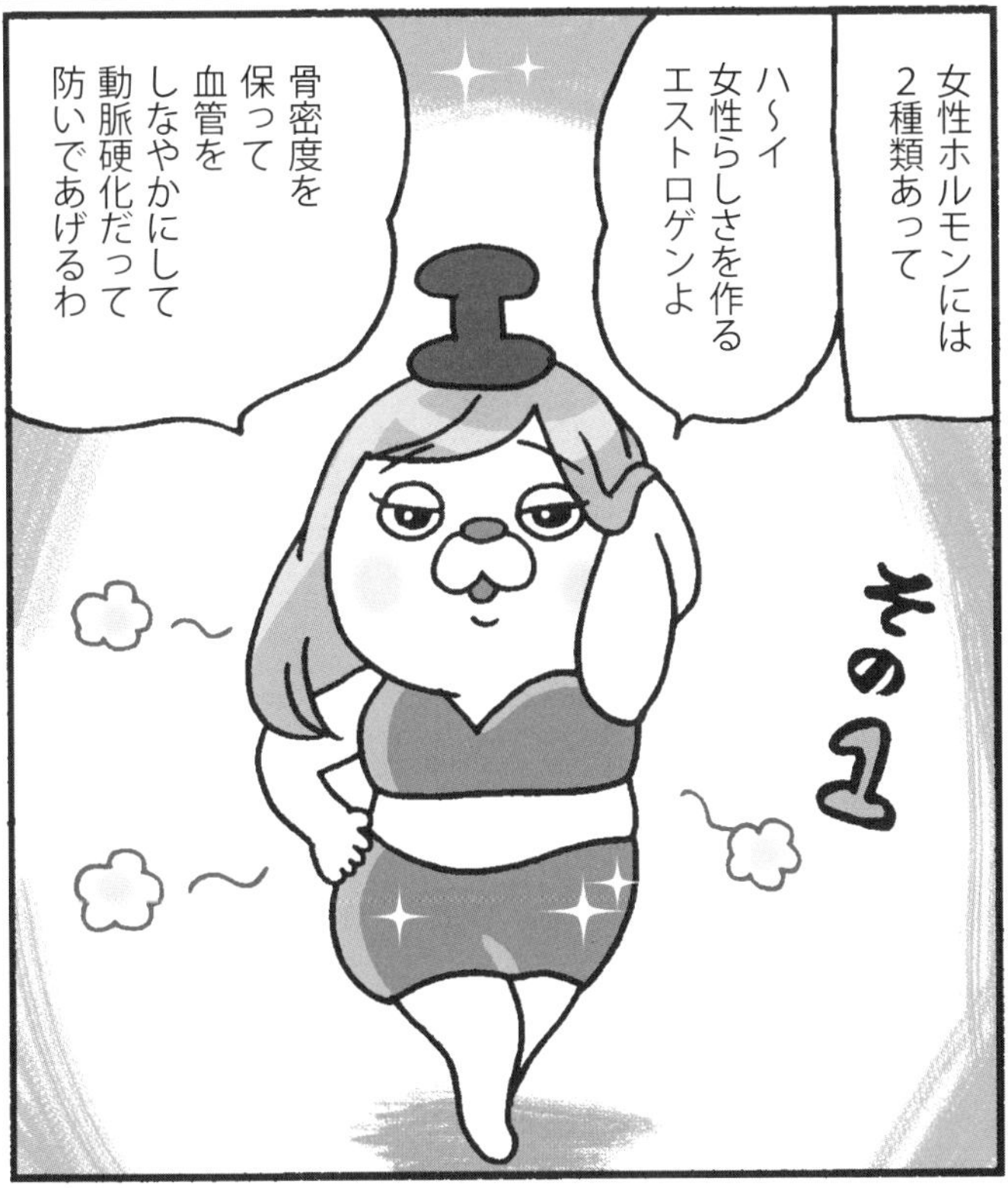
女性ホルモンには
2種類あって
ハ～イ
女性らしさを作る
エストロゲンよ
骨密度を
保って
血管を
しなやかにして
動脈硬化だって
防いであげるわ
その1

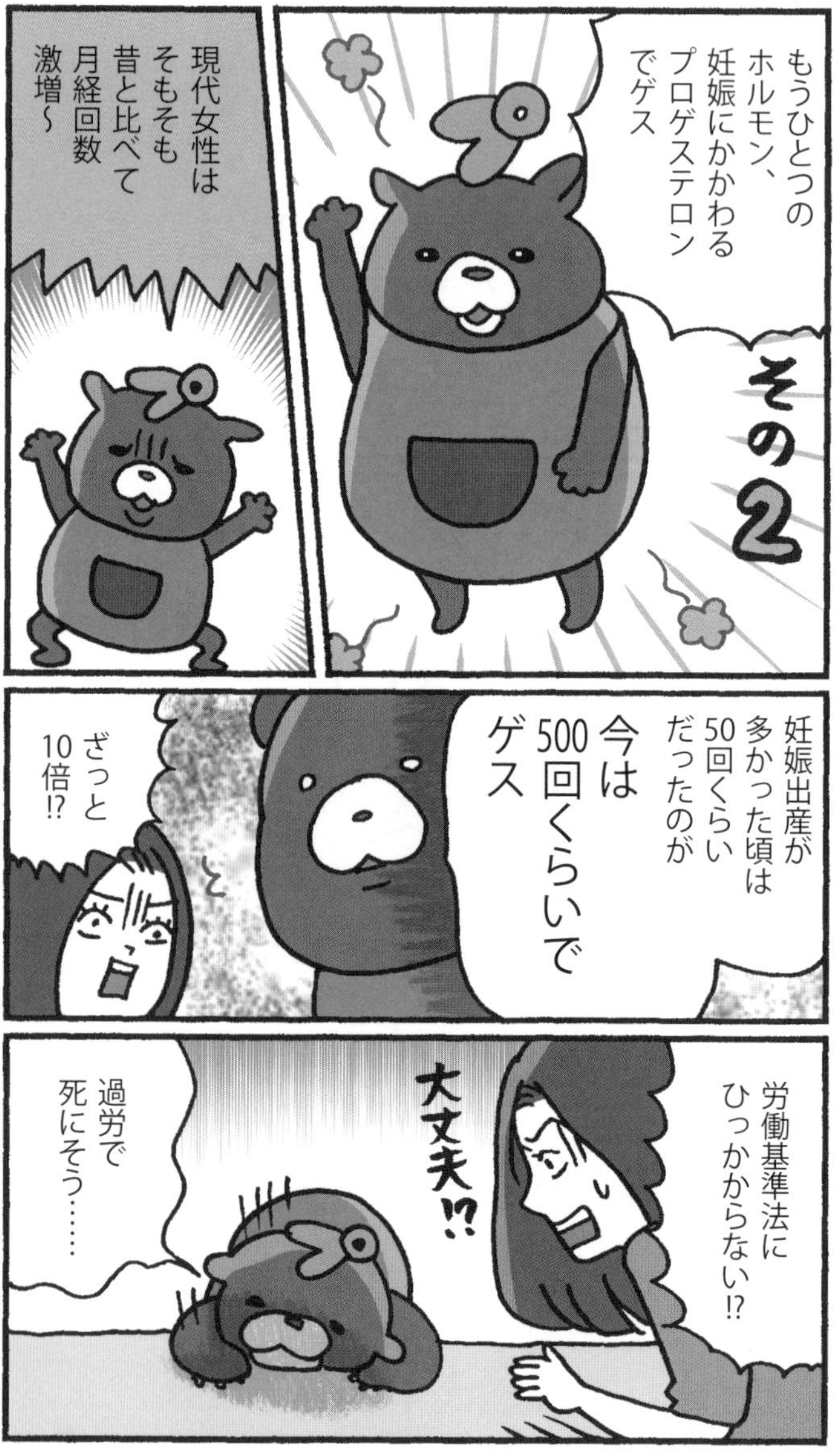
もうひとつのホルモン、妊娠にかかわるプロゲステロンでゲス
その2
現代女性はそもそも昔と比べて月経回数激増～
妊娠出産が多かった頃は50回くらいだったのが
今は500回くらいでゲス
ざっと10倍⁉
労働基準法にひっかからない⁉
大丈夫⁉
過労で死にそう……

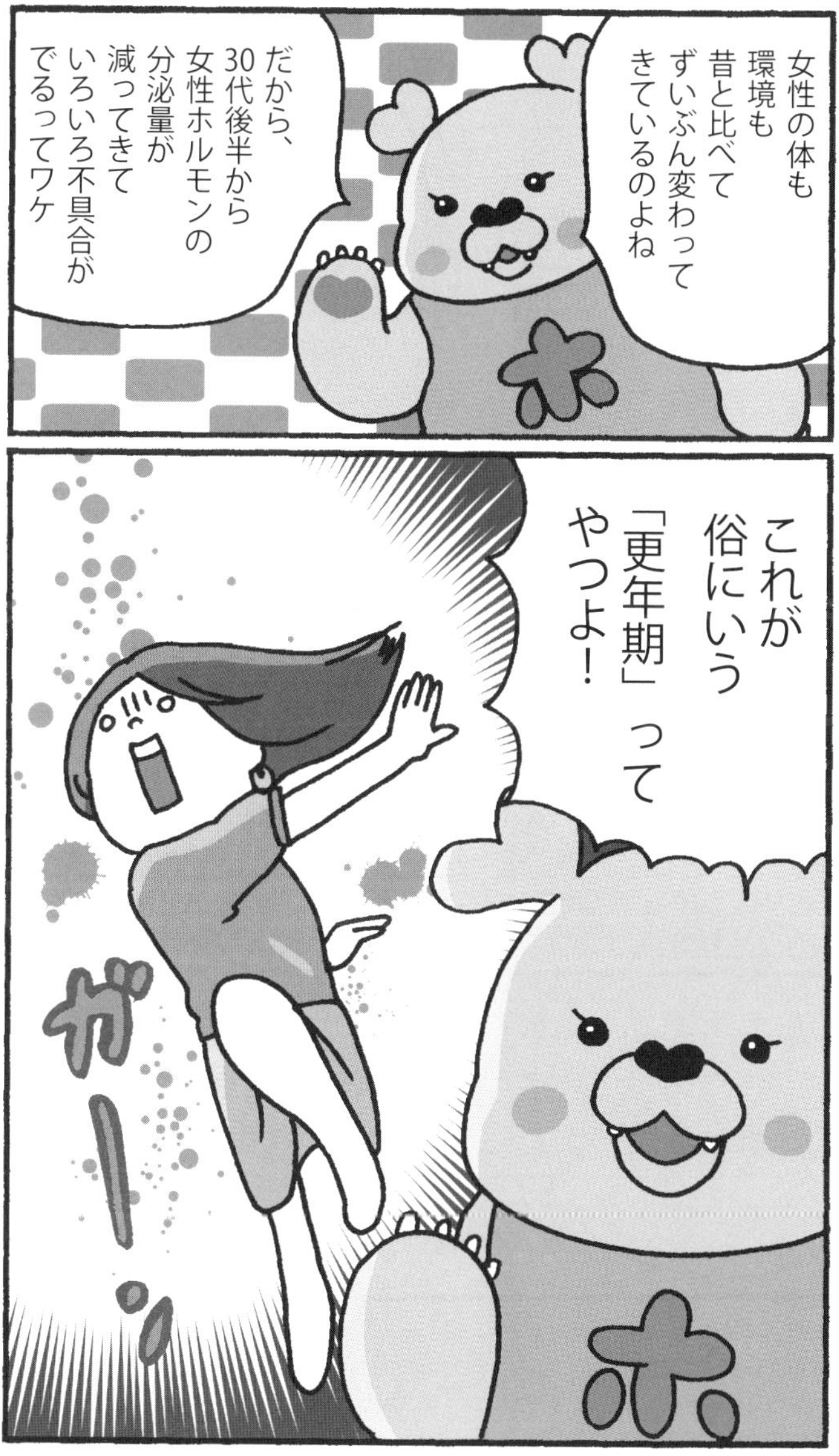
女性の体も
環境も
昔と比べて
ずいぶん変わって
きているのよね
だから、
30代後半から
女性ホルモンの
分泌量が
減ってきて
いろいろ不具合が
でるってワケ
これが
俗にいう
「更年期」って
やつよ!
ガーン

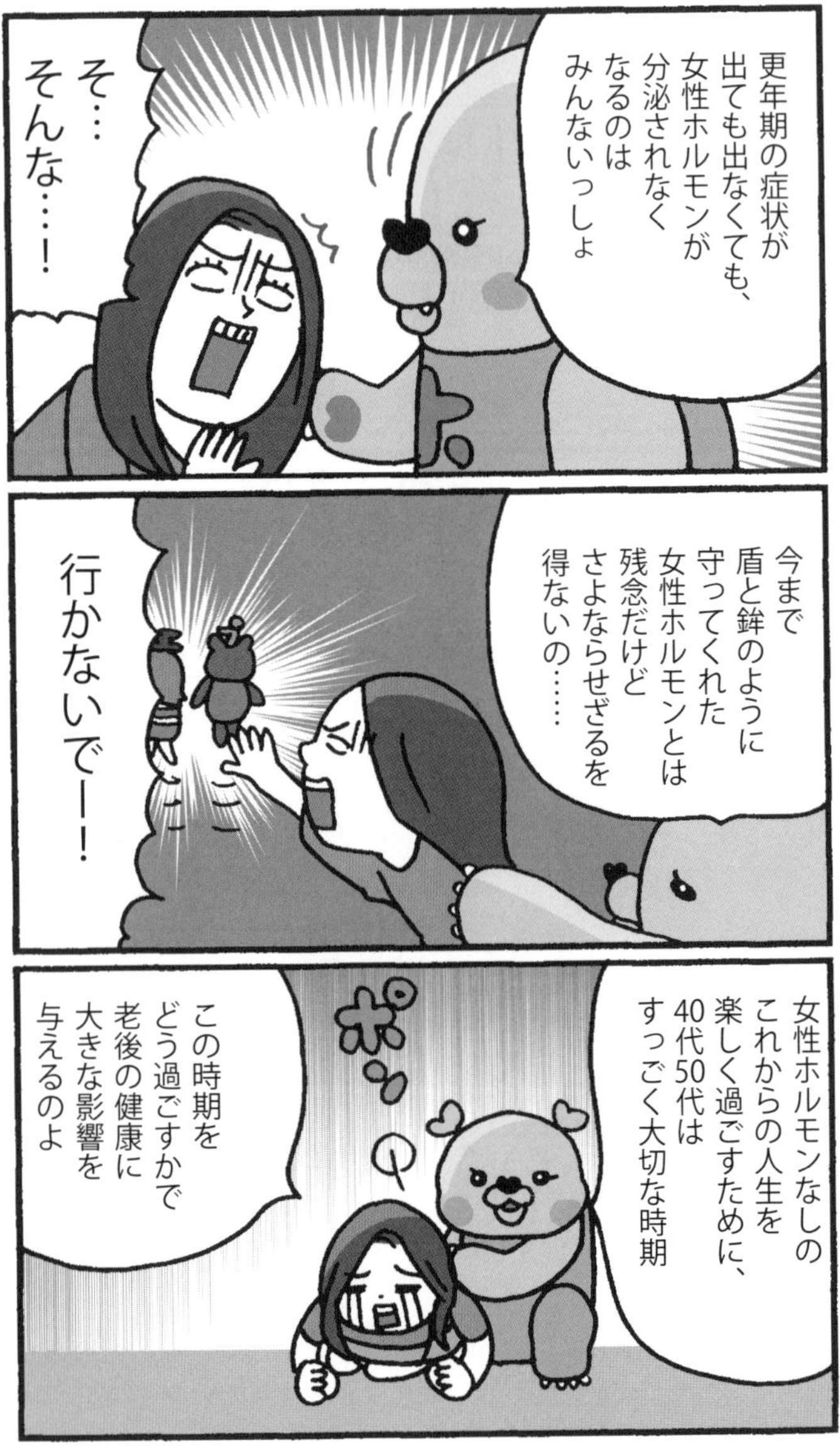
更年期の症状が出ても出なくても、女性ホルモンが分泌されなくなるのはみんないっしょ
そ…そんな…！
今まで盾と鉾のように守ってくれた女性ホルモンとは残念だけどさよならせざるを得ないの……
行かないでー！
女性ホルモンなしのこれからの人生を楽しく過ごすために、40代50代はすっごく大切な時期
ポンッ
この時期をどう過ごすかで老後の健康に大きな影響を与えるのよ

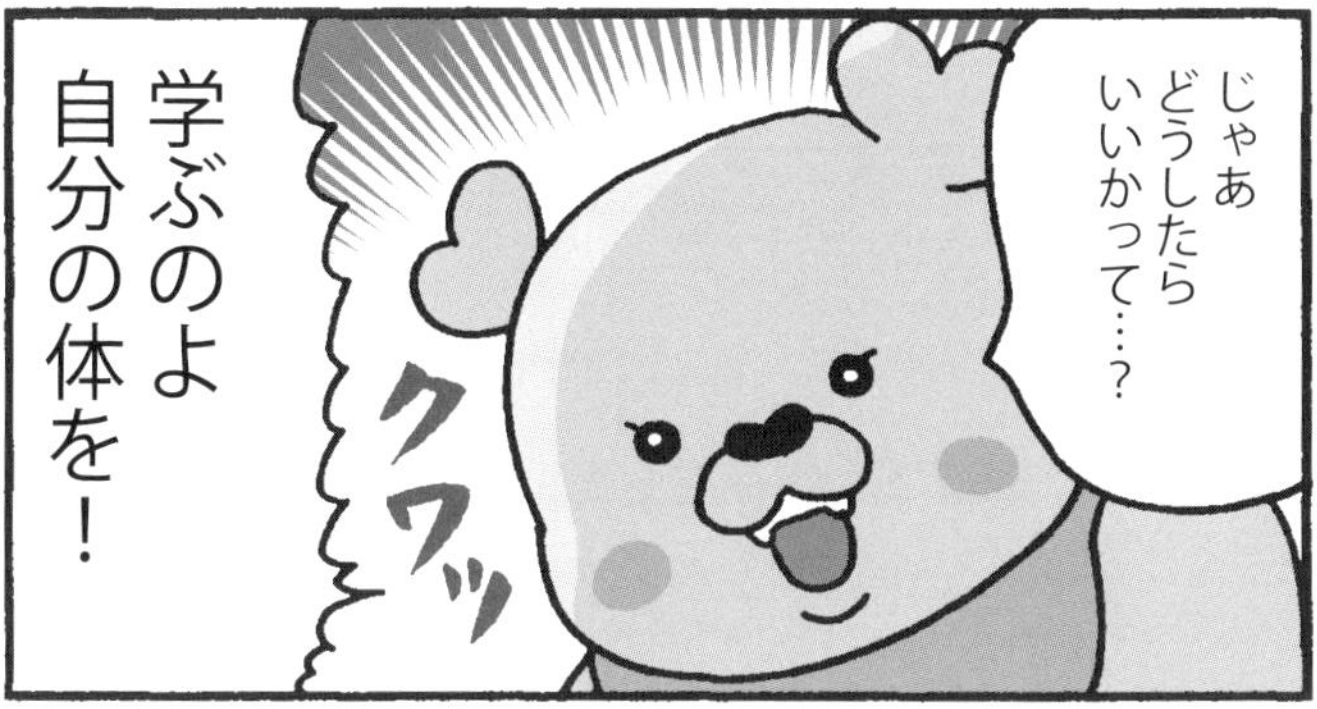
じゃあ
どうしたら
いいかって…？
クワッ
学ぶのよ
自分の体を！

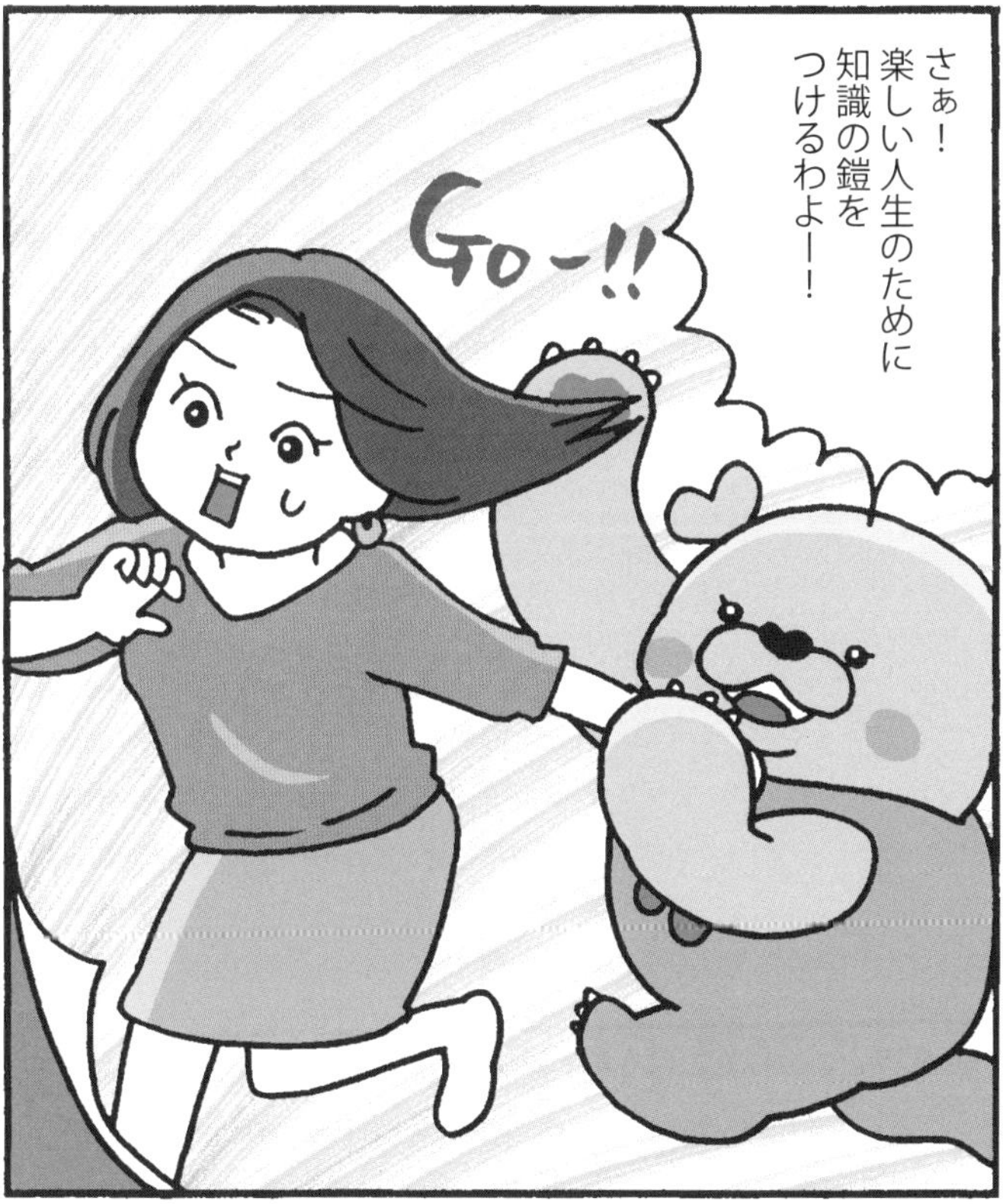
さぁ！
楽しい人生のために
知識の鎧を
つけるわよー！
GO-!!

40代から50代ってどんな時期？

仕事でも家庭でも大忙しなのに、
体や心にさまざまな不調が現れます……。

● 月経の周期が不安定になった…

それまでは定期的にきていた月経がこない月があったり、月に二度も月経がきたり。月経の周期が乱れるのは、40代になってからよく見られる不調であり、更年期のファーストサインです。

● 体に異常がないのにいろいろな症状が出る

不調を感じて、病院を受診しても体にどこも問題はない、それなのに不調が続く……。そんなことがあると、不安になるかもしれませんが、実はそれ、更年期が原因なんです！

⬇

すべて女性ホルモンの減少からくる自律神経の乱れが原因！

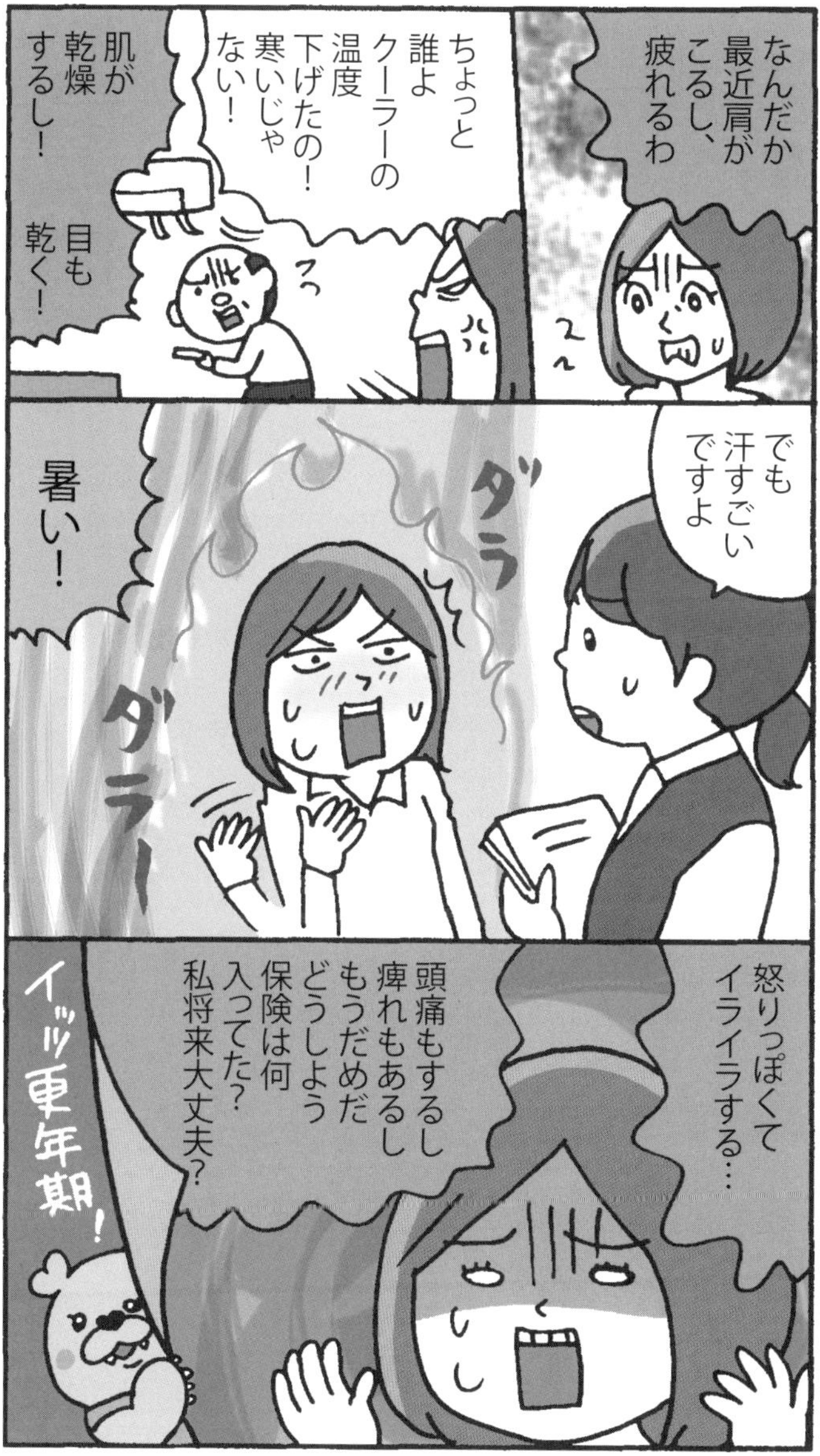
なんだか最近肩がこるし、疲れるわ
ちょっと誰よクーラーの温度下げたの！寒いじゃない！
肌が乾燥するし！
目も乾く！
でも汗すごいですよ
ダラ
暑い！
ダラー
怒りっぽくてイライラする…
頭痛もするし痺れもあるしもうだめだどうしよう保険は何入ってた？私将来大丈夫？
イッツ更年期！

あなたの更年期度をチェック！

あなたの更年期による症状はどの程度のものなのか、セルフチェックしてみましょう。

SMI（簡略更年期指数）チェック表	10強	6 中	3 弱	0 無
❶ 顔がほてる				
❷ 汗をかきやすい				
❸ 顔や手足が冷えやすい				
❹ 息切れ、動悸がする				

⑤ 寝付きが悪い、または眠りが浅い				
⑥ 怒りやすく、すぐイライラする				
⑦ くよくよしたり、憂うつになることがある				
⑧ 頭痛、めまい、吐き気がよくある				
⑨ 疲れやすい				
⑩ 肩こり、腰痛、手足の痛みがある				

強は10点、中は６点、弱は３点、無は０点で計算

診断結果は次ページに！

SMIの評価

0～25点

異常なし

合計点数が0～25点だったあなたは、更年期に悩むことなく上手に付き合えているようです。今後も今と同じ生活習慣を続けていきましょう。

26～50点

悪化しないよう注意しよう

合計点数が26～50点だったあなたは、更年期による症状が現れ始めています。これ以上悪化しないよう、生活習慣に注意して規則正しい生活を。

51～65点

症状がつらいなら受診が◎

合計点数が51～65点だったあなたは、更年期の症状によって日常生活に支障が出ているはず。医師の診察を受け、適切な治療を受けましょう。

66～80点

長期的な治療が必要です

合計点数が66～80点だったあなたは、更年期の症状が強く出て日常生活を送るのもままならないでしょう。専門医の元で半年以上の計画的な治療を受けることをおすすめします。

81～100点

更年期が原因ではない可能性も。すぐに受診を！

合計点数が81～100点だったあなたは、すぐに病院を受診して各科の精密検査を受けましょう。原因が更年期障害のみである場合は、専門医による長期的な治療が必要です。

指数が低くても つらい症状があるなら 病院へ！

指数はあくまで目安なので、気になる症状があったり、つらいようだったら無理をしないで病院で受診を。治療で改善することがほとんどです。

「厚生労働省　女性の健康推進室『ヘルスケアラボ』より」

目次

Part 1 不調と症状の疑問

Part 2

セルフケアへの疑問

Part 3

若さと美しさへの疑問

Part 4 メンタルへの疑問

Part 5

更年期の治療についての疑問

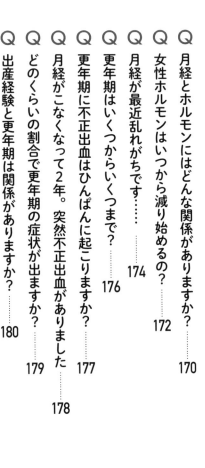

女性が受けておきたい検診……200

インタビュー 医療ジャーナリスト 増田美加さん

解説者紹介

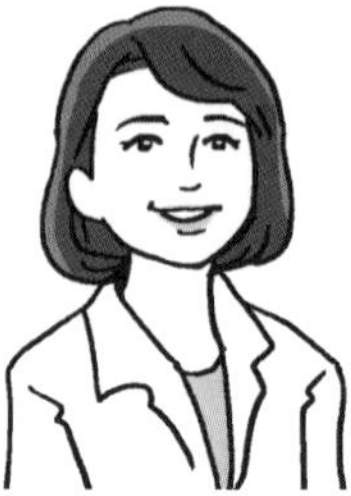

安達知子

総合母子保健センター愛育病院・病院長。東京女子医科大学客員教授。1978 年東京女子医科大学卒業後、同大学産婦人科学教室入局。米国ジョンズ・ホプキンス大学研究員、東京女子医科大学産婦人科助教授を経て、2004 年から愛育病院へ。産婦人科部長、副院長を経て 2017 年より院長。医学博士。厚生労働省、文部科学省、内閣府などの各種審議会の委員などを務める。

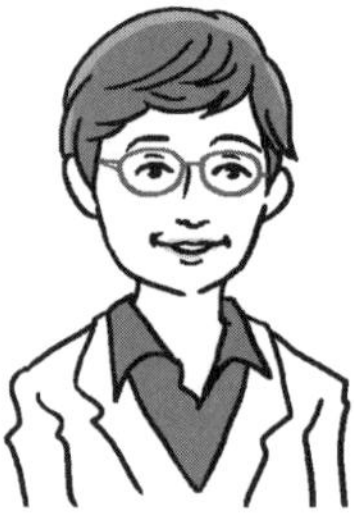

加藤礼子

産婦人科医。1984 年日本医科大学卒業、国立国際医療センター、日本医科大学、東京都職員共済組合 青山病院などを経て、2013 年「対馬ルリ子 女性ライフクリニック銀座」に。日本産科婦人科学会専門医の資格を持つ。

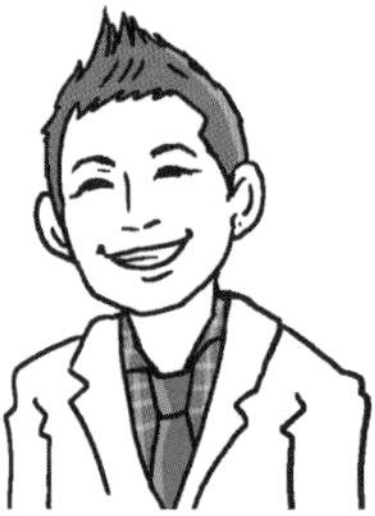

高尾美穂

産婦人科専門医、医学博士、婦人科スポーツドクター。東京慈恵会医科大学大学院修了後、慈恵医大病院産婦人科助教、東京労災病院女性総合外来などを経て現在イーク表参道 副院長を務める。ヨガへの造詣も深く、一般社団法人アスリートヨガ事務局理事を務めるほか、日本マタニティヨーガ協会マタニティヨーガ指導資格も持つ。

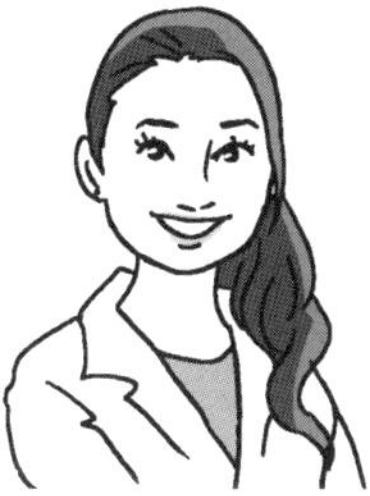

小野陽子

日本産科婦人科学会専門医、女性心身医学認定医、日本女性医学学会専門医。NPO 法人女性医療ネットワーク理事。聖路加国際病院産婦人科研修修了、東邦大学医療センター大森病院心療内科研修修了。婦人科、心療内科、女性心身医学が専門。女性特有のメンタルヘルスの専門医で女性の心と体の不調の診察を中心に行う。「Addots GINZA」にて女性のこころと体の相談室開設予定。

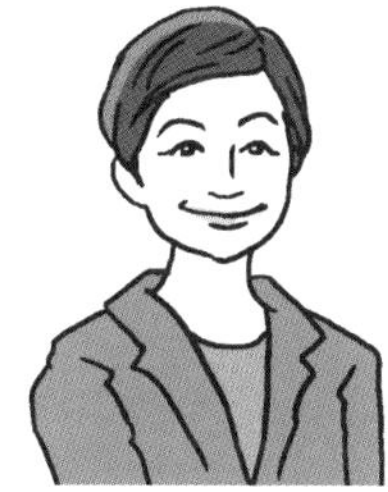

吉川千明

美容家・オーガニックスペシャリスト。認定メノポーズカウンセラー。著書に『これからの美しさの磨き方』（KADOKAWA）『「閉経」のホントがわかる本』（集英社）など。エステティックとコスメトロジーの国際団体、CIDESCO（シデスコ）の認定を持つ美容の専門家。産婦人科医対馬ルリ子氏とのセミナー「女性ホルモン塾」は通算 150 回を超える。

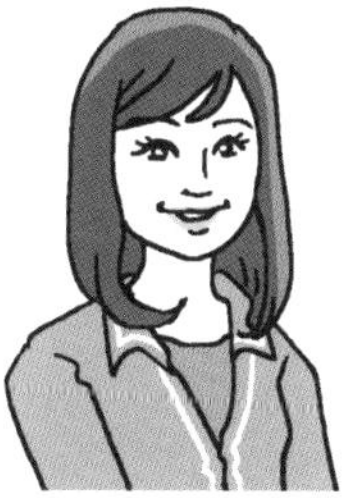

増田美加

エビデンスに基づいた健康情報＆患者視点に立った医療情報について執筆、講演を行う。女性誌『婦人画報』『GINGER』『MyAge』ほか、女性 WEB マガジン『ヨガジャーナル』『MY LOHAS』『Web GINGER』ほかでヘルスケアや女性医療の連載を行う。乳がん経験者でもあり、がんやがん検診の啓発活動を行う。著書に『もう我慢しない！　おしもの悩み　40 代からの女の選択』（オークラ出版）、『女性ホルモンパワー』（だいわ文庫）ほか多数。

Part 1

不調と症状の疑問

更年期の症状は人によってさまざま。
解決法を知って上手に付き合っていきましょう。

「あの不調もこの不調も……全部更年期のせい!?」

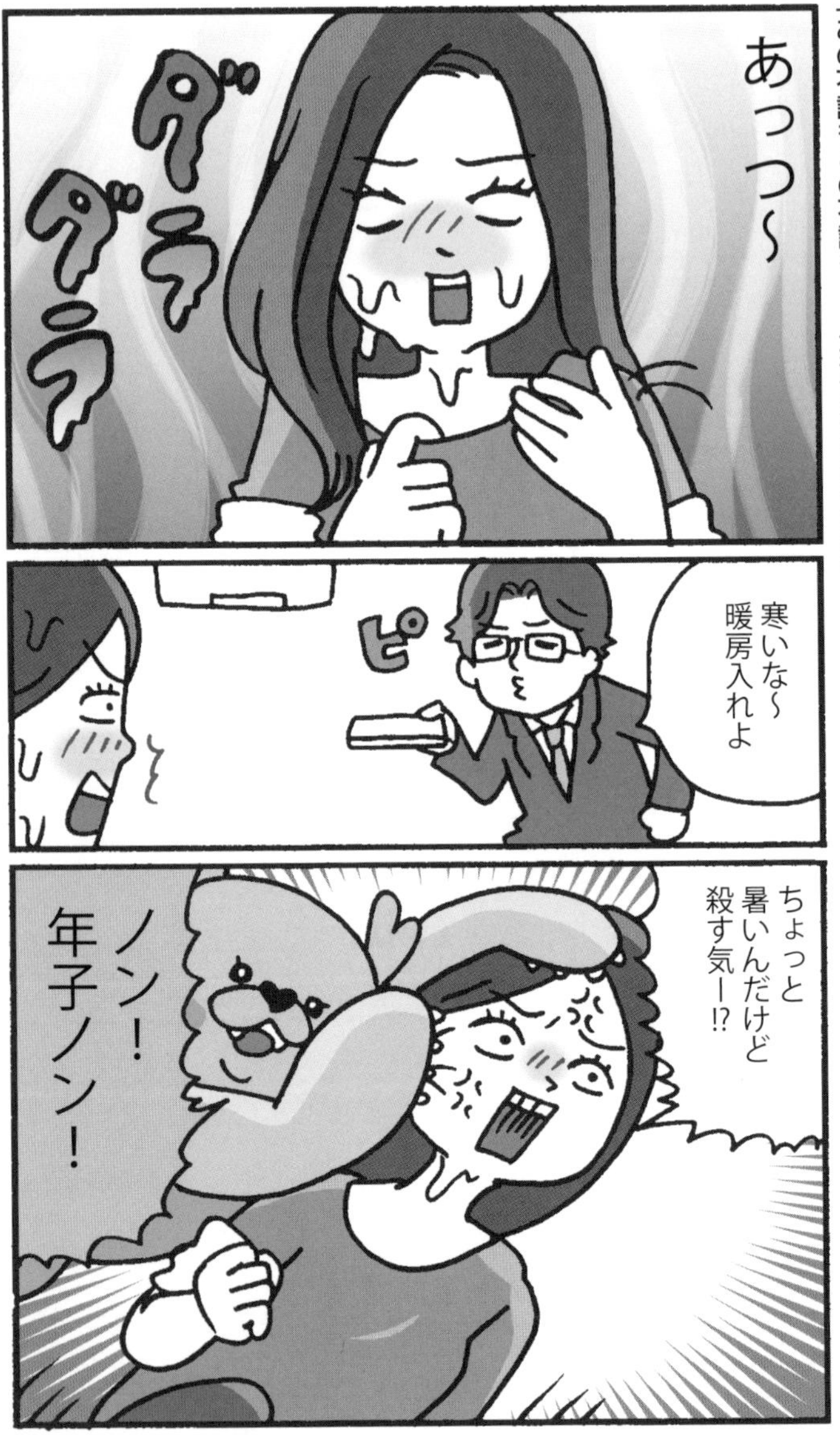
あっつ〜
ダラダラ
寒いな〜
暖房入れよ
ピ
ちょっと
暑いんだけど
殺す気ー!?
ノン!
年子ノン!

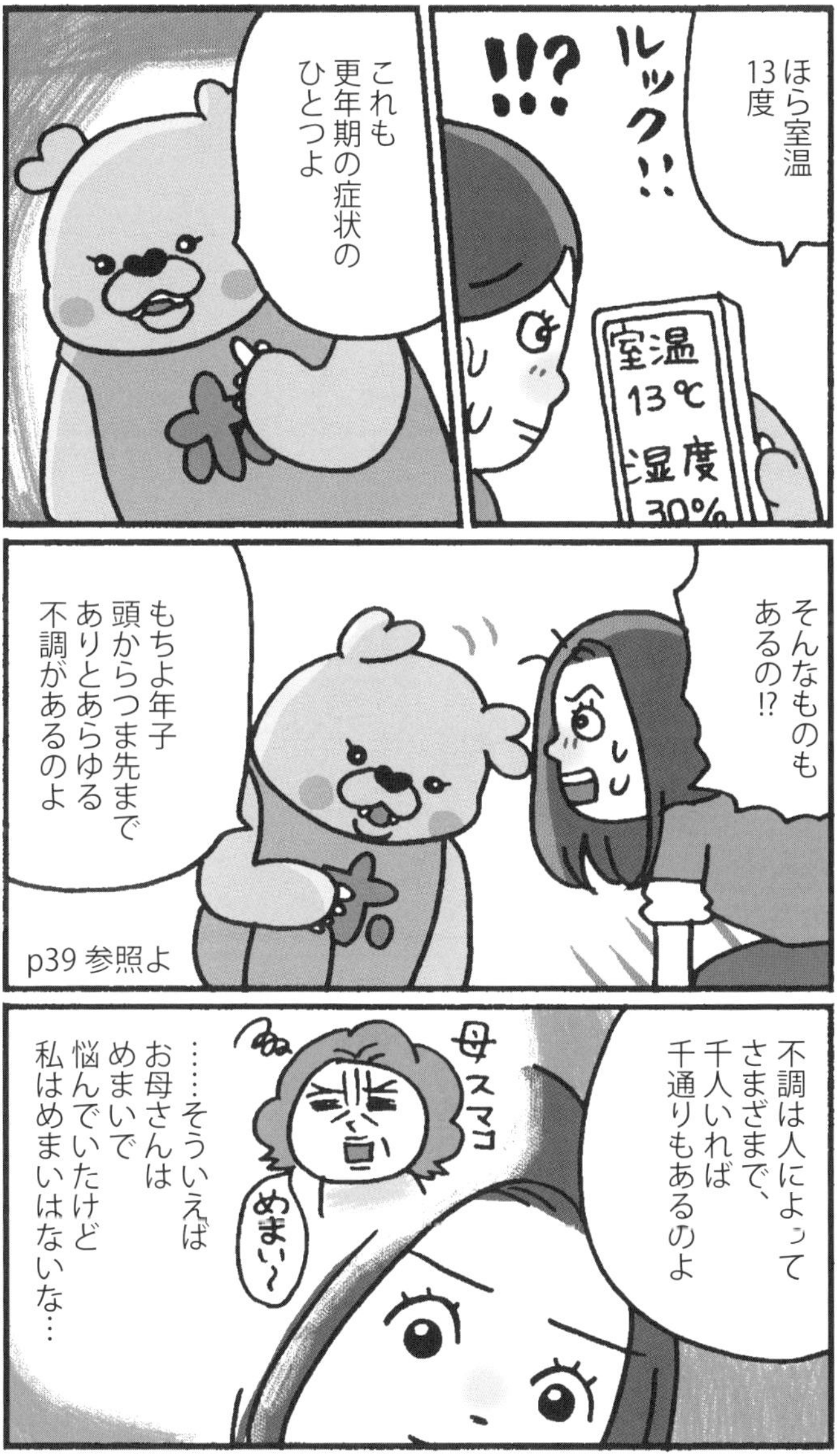
ほら室温
13度
ルック!!
!!?
室温
13℃
湿度
30%
これも
更年期の症状の
ひとつよ
そんなものも
あるの!?
もちよ年子
頭からつま先まで
ありとあらゆる
不調があるのよ
p39 参照よ
不調は人によって
さまざまで、
千人いれば
千通りもあるのよ
母スマコ
めまい〜
……そういえば
お母さんは
めまいで
悩んでいたけど
私はめまいはないな…

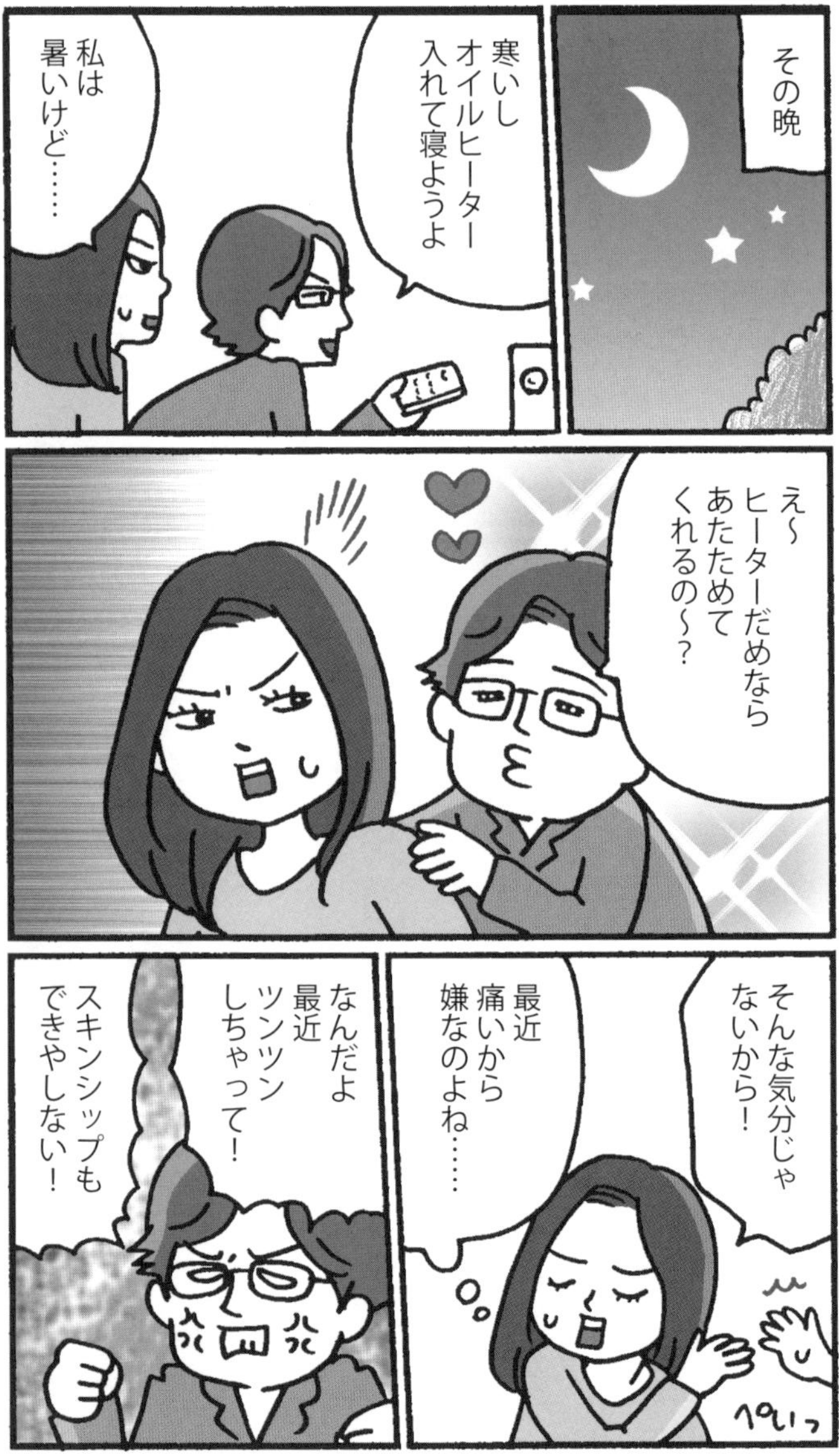
その晩
寒いし オイルヒーター 入れて寝ようよ
私は 暑いけど……
え～ ヒーターだめなら あたためて くれるの～？
そんな気分じゃ ないから！
最近 痛いから 嫌なのよね……
ぺいっ
なんだよ 最近 ツンツン しちゃって！
スキンシップも できやしない！

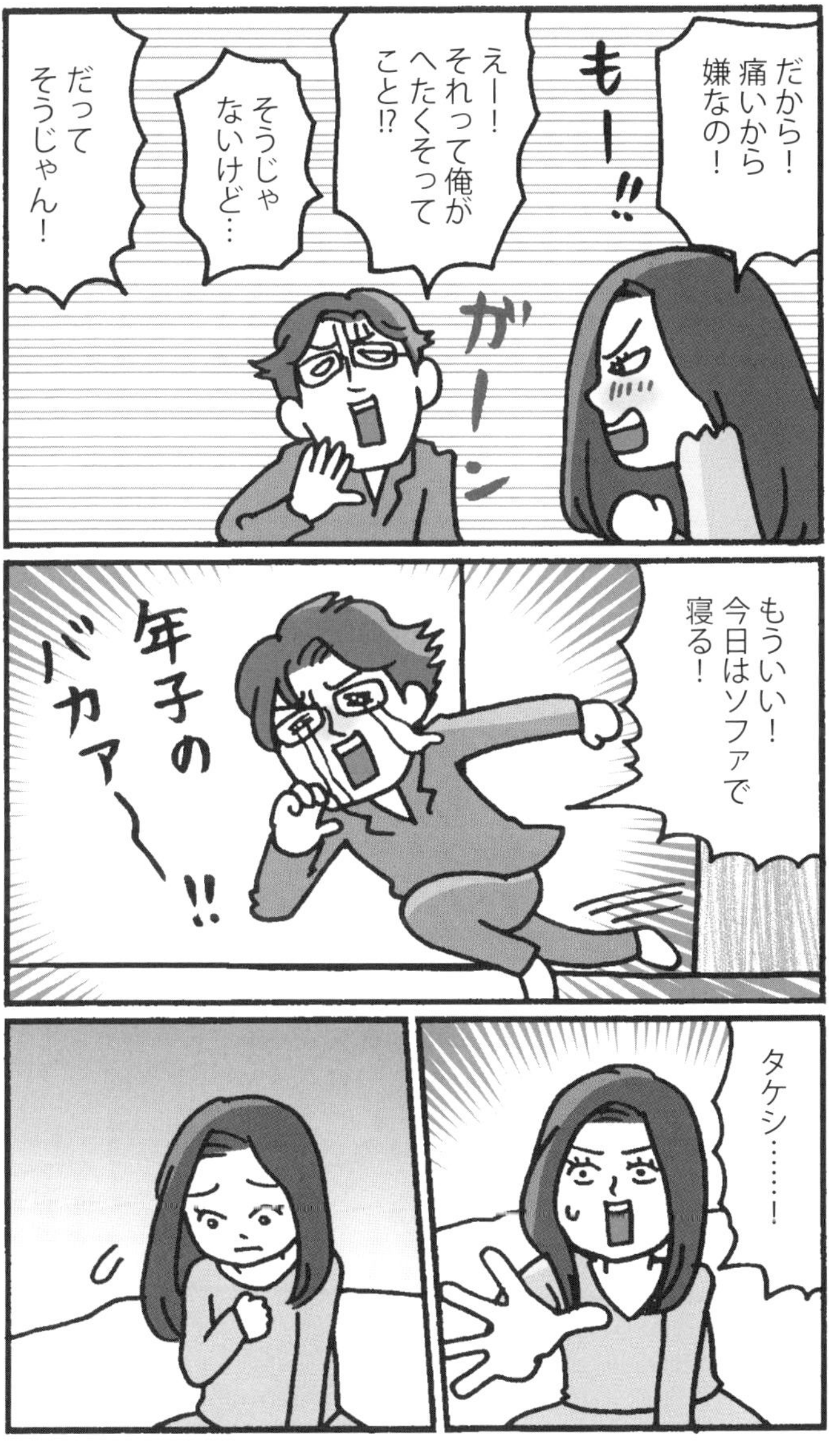
だから！痛いから嫌なの！
もー!!
えー！それって俺がへたくそってこと!?
そうじゃないけど…
だってそうじゃん！
がーン
もういい！今日はソファで寝る！
年子のバカァ〜〜!!
タケシ……！

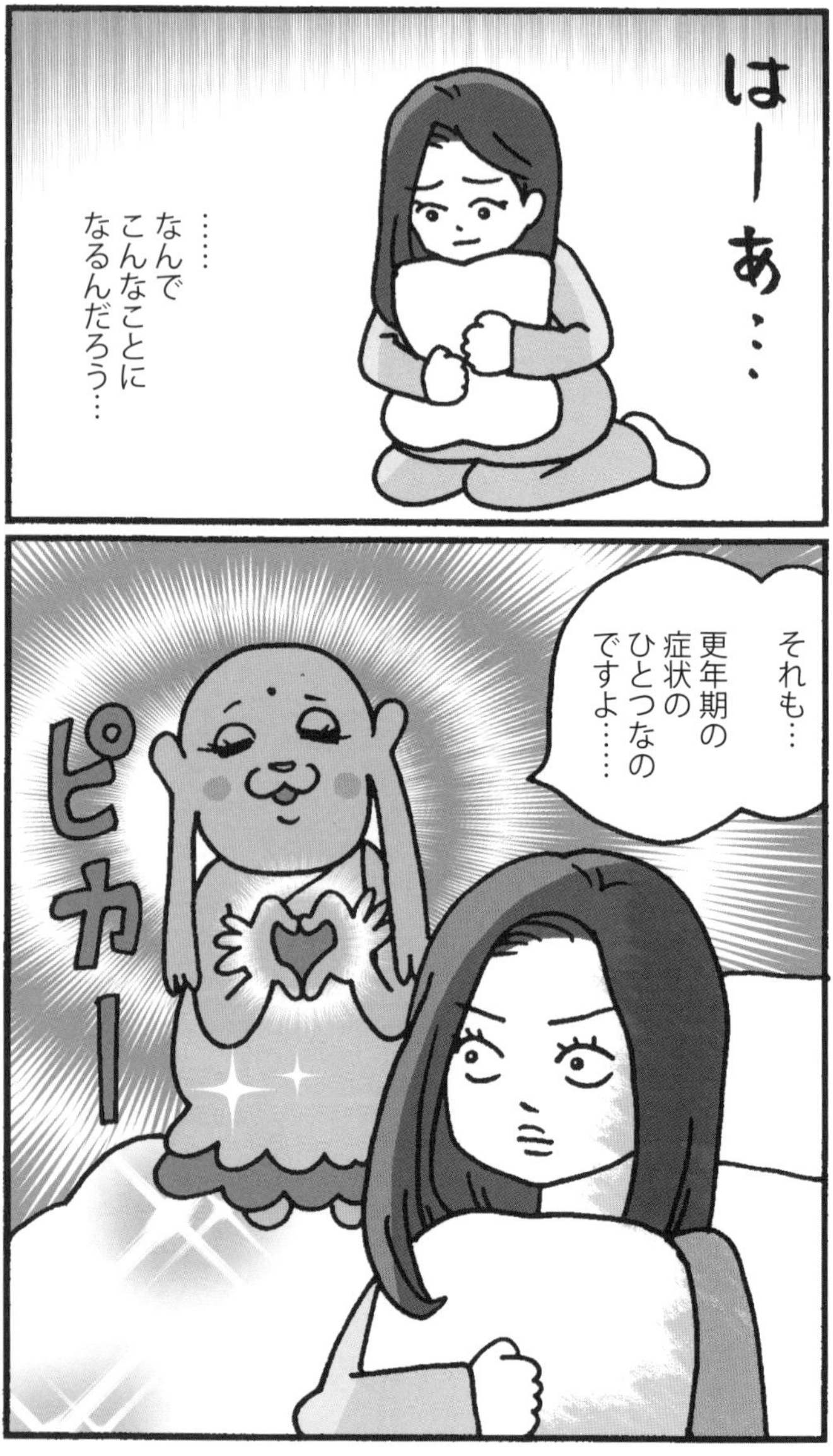
はーあ…
……なんでこんなことになるんだろう…
それも…更年期の症状のひとつなのですよ……
ピカー

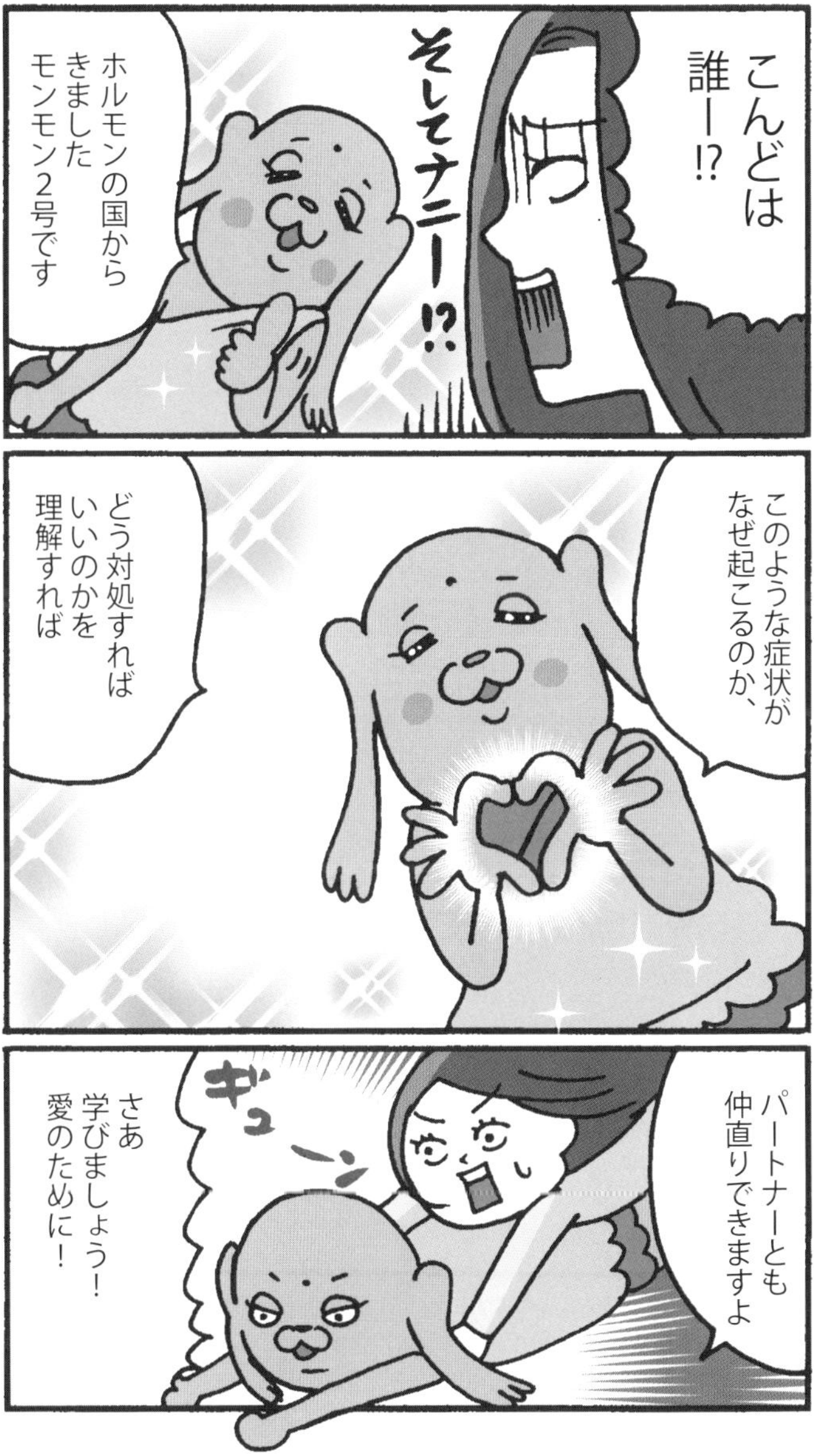
こんどは誰ー!?
そしてナニー!?
ホルモンの国からきましたモンモン2号です
このような症状がなぜ起こるのか、
どう対処すればいいのかを理解すれば
パートナーとも仲直りできますよ
ギューン
さあ学びましょう!愛のために!

Q

40代や50代の不調にはどんなものがありますか？

A さまざまな不調があるので、本当に更年期由来の不調なのかを考えましょう

更年期に伴う不調は頭のてっぺんから足のつま先まであらゆる場所で起こります。

これらの症状のうち、何が起こるかは人によってそれぞれなので、「聞いていた症状と全然違う！」と驚かれる場合も。例えば、ほてりやホットフラッシュは更年期の典型的な症状ですが、まったく起きない人もいます。肩こりや冷えがひどくなる人もいれば、物忘れがひどくなる人も。加齢が原因かとあきらめていたシミやシワが更年期由来だったという場合もあります。ここで大切なことは、こうした症状を「更年期のせい」と決めつけないことです。例えば、めまいや頭痛は更年期でよく起こりますが、脳腫瘍など脳に問題があるためかもしれません。「これは更年期だから」と自己判断せず、まずは病院へ。病院で検査を受け、大きな病気でないと確認できてはじめて、更年期による症状だと言えるのです。

（安達知子先生）

更年期の症状はどこに現れる？

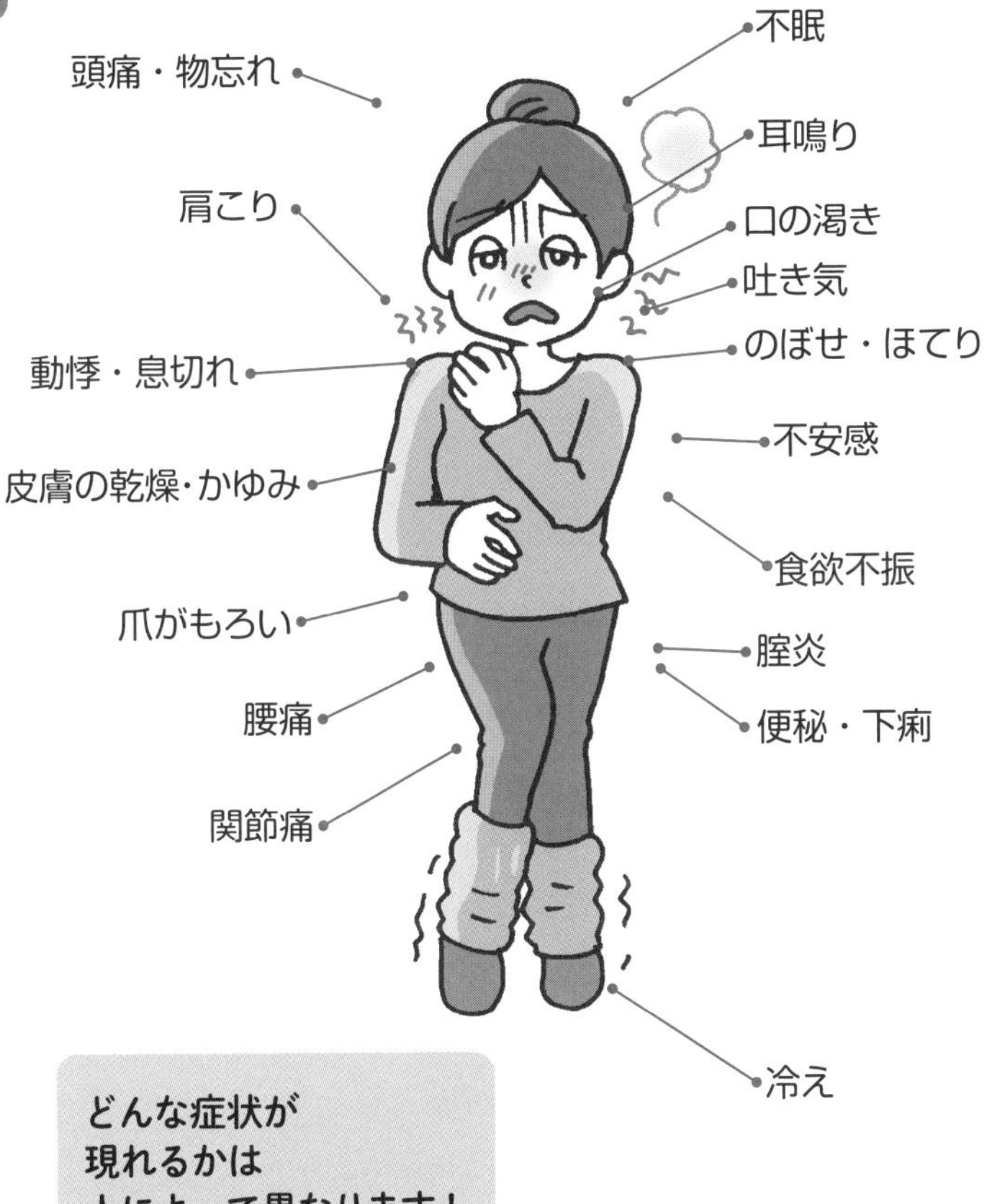

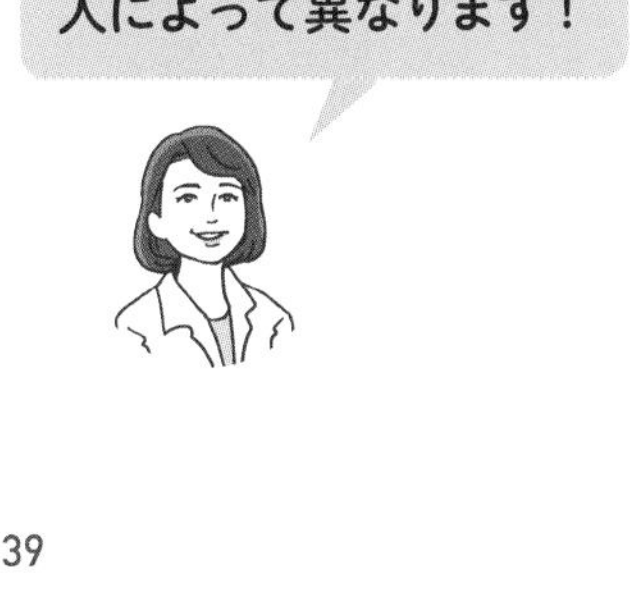
どんな症状が
現れるかは
人によって異なります！

Q
ほてりがひどいです

A その場で大きく深呼吸を！

冬なのに体がカーッと熱くなる、顔だけ紅潮するといった現象は、「ホットフラッシュ」と呼ばれ、更年期の典型的な症状のひとつです。エストロゲンの減少によって自律神経が乱れたため、体温調節がうまくいかないことが原因です。

ホットフラッシュが起きたら、まず焦らず大きく深呼吸すること。腹式呼吸を症状が落ち着くまでくり返します。加えて汗をよく吸うハンドタオルやデオドラントスプレーなどを持ち歩くと安心です。メイクくずれを防ぐためにも、冬でもウォータープルーフのアイテムを使うとよいでしょう。

ほてりにホルモン補充療法は特に効果があり、治療開始から1週間以内で軽減されることもしばしばあります。乱れた自律神経を整える、セージやレモン、ラベンダーのハーブティーやアロマはのぼせを抑える効果があり、落ち着きます。

（加藤礼子先生）

すぐできる対処法

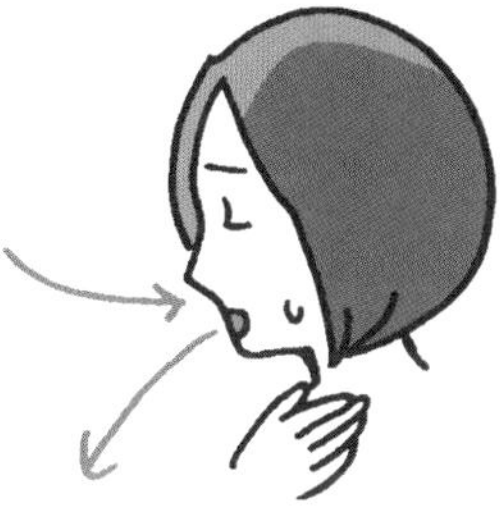

①ゆっくり深呼吸

あわてず、ゆっくりと鼻から息を吸います。次に口からゆっくりと息を吐き出します。これを症状が落ち着くまで5～10回ほどくり返します。

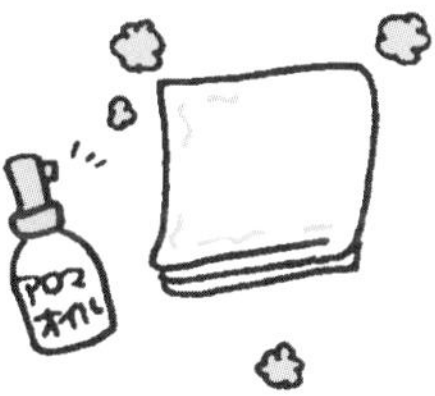

②アロマでリラックス

アロマオイルには気持ちを落ち着かせる効果があるものもあるので、ハンカチなどに染み込ませたり、携帯スプレーに入れたりして持ち歩くとよいでしょう。

持っておくと安心！持ち物リスト

- 吸水性のよいハンドタオル
- 簡単な着替え（トップスや肌着など）
- 携帯用の冷却剤
- デオドラントスプレー
- メイク直しのアイテム
- ハンディ扇風機、扇子

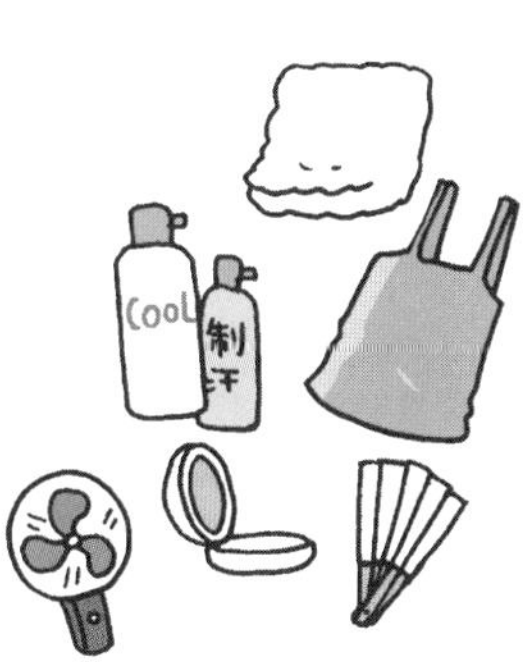

Q 脇の下の汗が気になります

A ホルモン治療のほか、脇汗パットで安心をプラス

更年期になると発汗量が増え、顔や首の汗が止まらなくなったり、脇の下に汗じみができたりします。これは、エストロゲンの分泌量が低下することで、自律神経のバランスが乱れ、血管の収縮をコントロールして体温調節する働きが狂うから。急に暑くなったり汗が噴き出たりして、汗でメイクが落ちたり汗じみができたりと見た目が気になり、悩む方も多いでしょう。

自律神経の乱れは、ホルモン補充療法などの治療で改善します。特に体のほてりや多汗は高い確率で改善することが多いので、医師に相談するとよいでしょう。また、汗は気にすると交感神経が緊張して更に症状が悪化します。普段から肌着は汗を吸い取るタイプのものにし、脇汗パット、制汗剤なども活用するなど、気にしないための準備をすると、気が楽になるものです。

（加藤礼子先生）

Q トイレが近くなったような気がします

A 水分の摂取量を調節しましょう

頻尿は日中8回以上、夜間に1回以上の排尿があることを言います。頻尿にはさまざまな原因がありますが、更年期の女性によくあるのが「過活動膀胱」です。これは頻尿や夜間頻尿を伴い、尿意切迫感を主症状とする症候群で、切迫性尿失禁を伴う場合もあります。原因は神経因性と非神経因性に分類されます。症状に基づいて診断され、特殊な検査は必要ありません。

対策として、水分の摂取量を調節することは重要です。単純に量を減らすだけでなく、アルコールやカフェインを含む飲み物を避け、利尿作用のある飲料の摂取を控えるようにするとよいでしょう。膀胱訓練や骨盤底筋群トレーニングで、効果が得られることもあります。症状が続く場合は、排尿記録をつけてみましょう。そして恥ずかしいと思わずに、泌尿器科で相談してみてください。

（加藤礼子先生）

Q

尿もれが気になります

A 時間を見つけて骨盤底筋群を鍛えるトレーニングを！

尿もれは、更年期以降の女性に多い悩みです。当人にとっては恥ずかしいし、不快に感じます。そもそも尿もれは、加齢や出産などが原因で膀胱や尿道などを支えている骨盤底筋群が緩むことで起こります。加えてエストロゲンの分泌が低下して、さらに骨盤底筋のハリがなくなって緩んでしまうことも原因のひとつです。出産経験のある方のほうがない方より高い確率で起こります。

尿もれ対策には、骨盤底筋群を鍛えることが一番です。45ページの骨盤底筋群の筋力を鍛えるトレーニングを積極的に行いましょう。ポイントは肛門の前あたりをキュッと締めること。このあたりの筋肉が締まれば膣の周りの筋肉も締まります。また、お尻や太ももの内側の筋肉のトレーニングを習慣的に行えばある程度は改善できると言われています。1日に2〜3回、意識して行うようにしましょう。

（高尾美穂先生）

骨盤底筋トレーニング

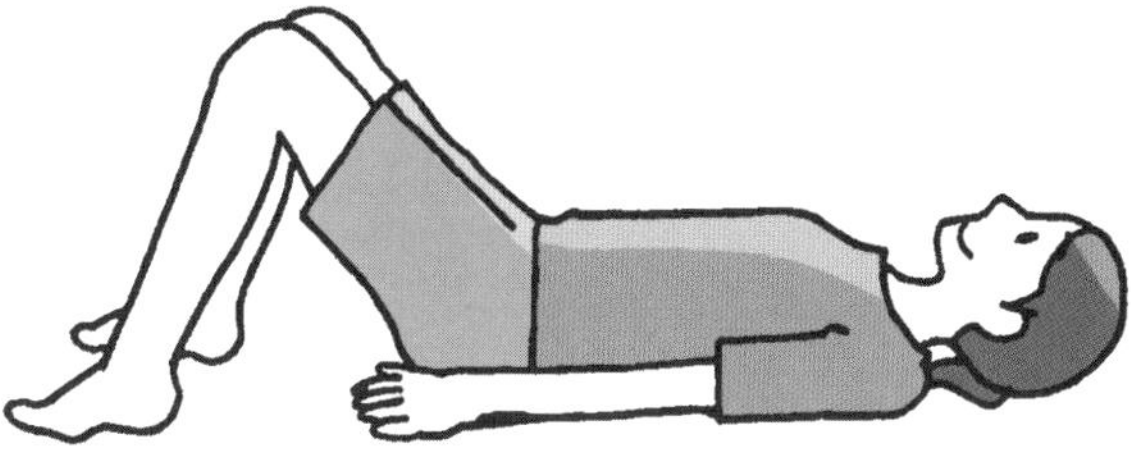

1 仰向けになり、膝を立てます。このとき、足幅は広めにとり、両膝は閉じます。

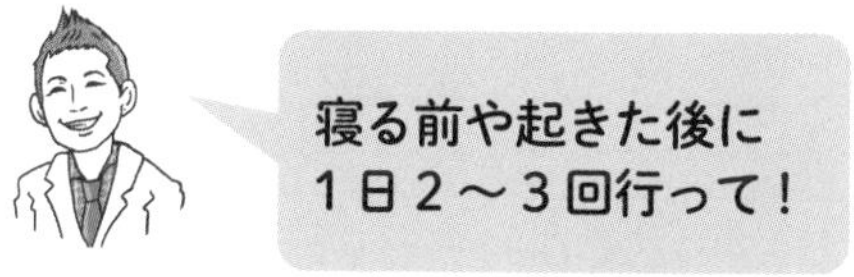
寝る前や起きた後に
1日2～3回行って！

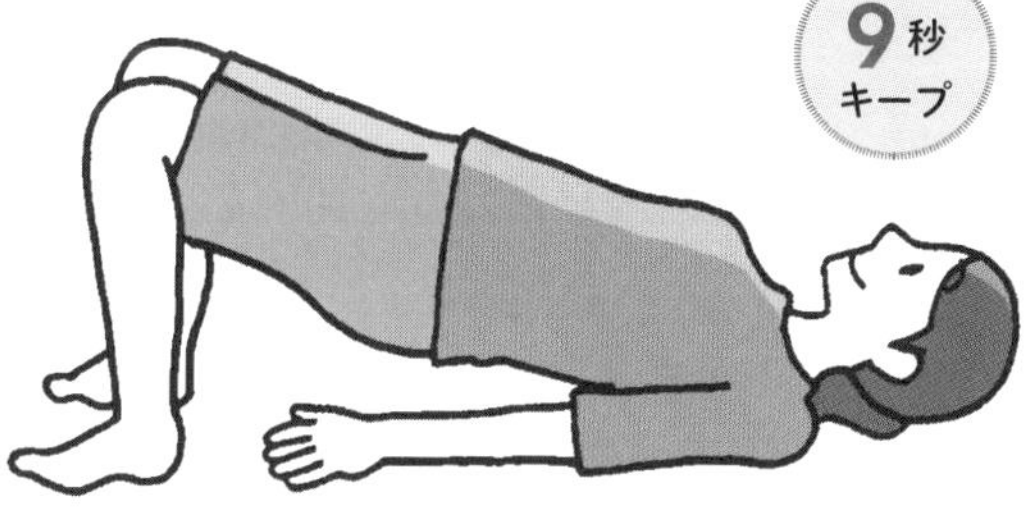
9秒
キープ

2 ①の姿勢からお尻を持ち上げます。なるべく手とかかとの位置を近づけ、そのまま9秒キープします。

Q
骨量が平均より低いと言われました。骨粗しょう症が不安です

A 閉経後2年以内にホルモン補充療法が有効です

65歳以上の約3割が発症しているといわれる骨粗しょう症。女性の骨量は30代をピークに徐々に低下し、閉経後は急激に低下します。骨は、古くなった骨を壊す細胞（破骨細胞）と新しい骨を作る細胞（骨芽細胞）がバランスよく働くことで新陳代謝をくり返していますが、破骨細胞の働きを抑制し、骨の密度を保つ働きをしているのがエストロゲンなのです。更年期以降、エストロゲンの分泌が低下すると骨代謝のバランスはくずれ、破骨細胞が活発になり骨芽細胞の働きが追いつかなくなります。結果、骨量がどんどん低下し、骨折しやすくなるのです。

何はともあれ、早めの予防が大切。もともと骨量が低いと指摘されていた人は、骨量が一番減ると言われている閉経後2年以内にホルモン補充療法を受けることをおすすめします。

（高尾美穂先生）

年齢と閉経による骨量の変化

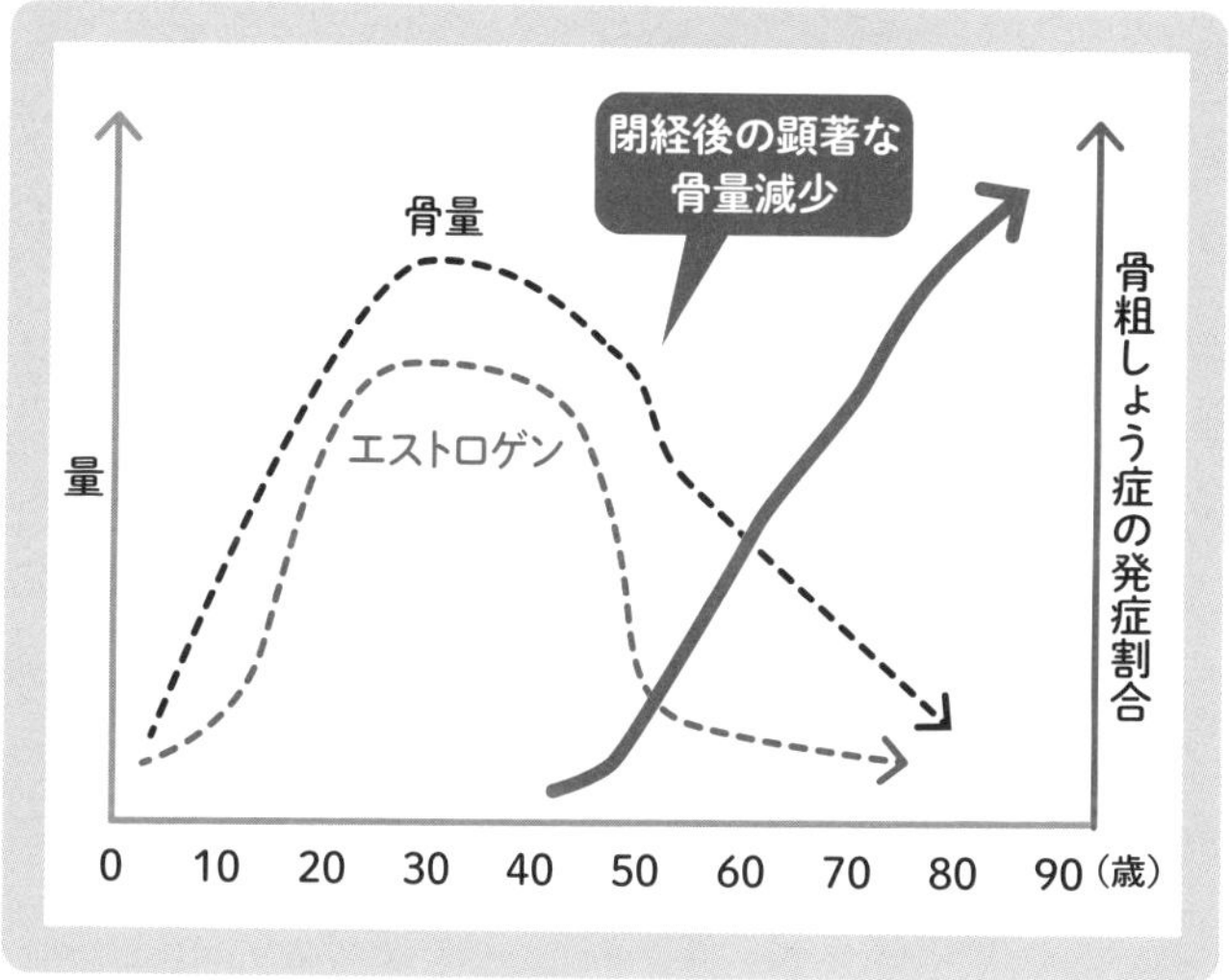

閉経とともにぐっと骨量が減少していることがわかります。骨粗しょう症のリスクも高まります。

カルシウム1日の摂取量 800mg とは？

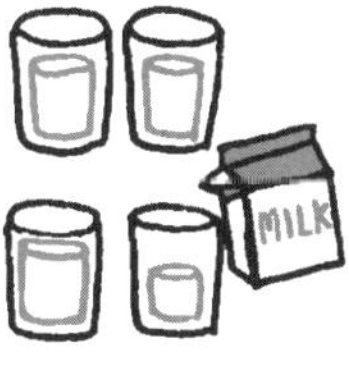

牛乳 727ml

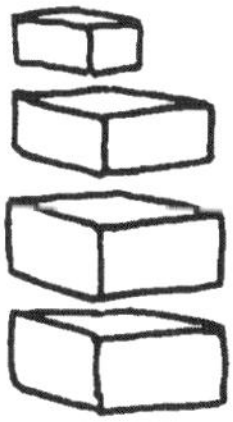

豆腐 3 丁半

小松菜大 1 束

Q 若いときに比べてなんとなく不調です

A 腹式呼吸でリラックスを

なんとなく体がだるい、頭が痛い気がする……。このような「なんとなく不調」はエストロゲンの減少による、自律神経の乱れでも起こります。心身ともに疲れやすくなり、ストレスも溜まってイライラしたり気分に波が出たり、うつになる人も。

対策として最も有効なのは、自律神経を整えること。そのカギは、呼吸です。私たちは普段、無意識に呼吸をしていますが、呼吸に意識を向けることで自律神経のバランスが整ってきます。効果的なのは、息を吸うときにお腹を膨らませ、吐くときにお腹をへこませる腹式呼吸です。鼻からゆっくりと息を吸ったら、また数秒かけてゆっくりと鼻から息を吐きます。そしてまたゆっくり鼻から息を吸うというのを10回ほどくり返しましょう。電車の中や夜寝る前など、時間を見つけて呼吸法をすることで、自律神経のバランスが整ってきます。

（高尾美穂先生）

腹式呼吸のススメ

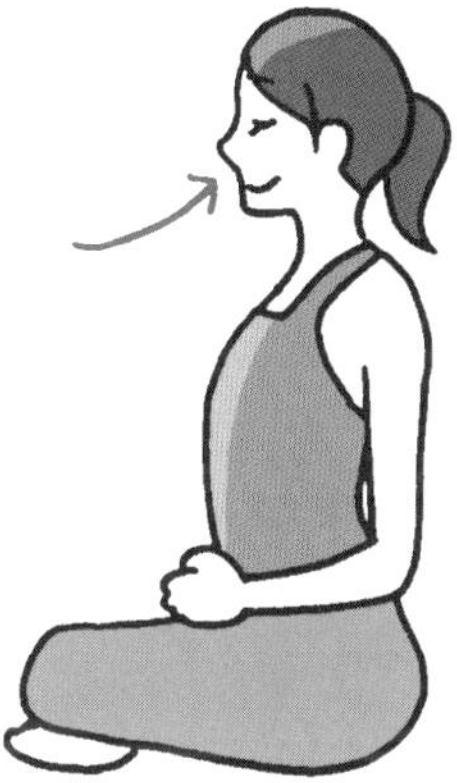

1

背筋を伸ばして鼻からゆっくり息を吸い込みます。

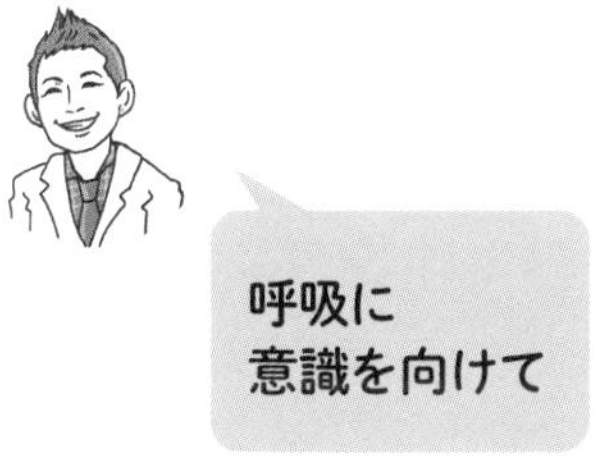

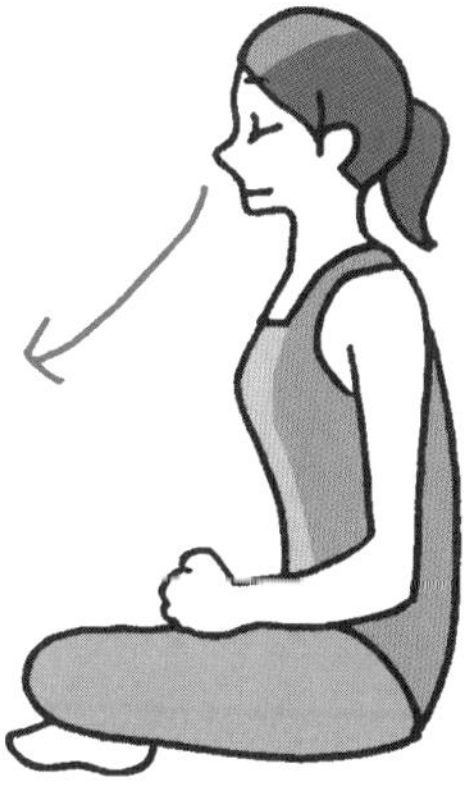

2

吸うときの倍くらいの時間をかけてゆっくりと鼻から息を吐き出します。

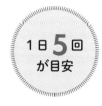

1日5回
が目安

40代～50代におすすめのヨガ

太陽礼拝

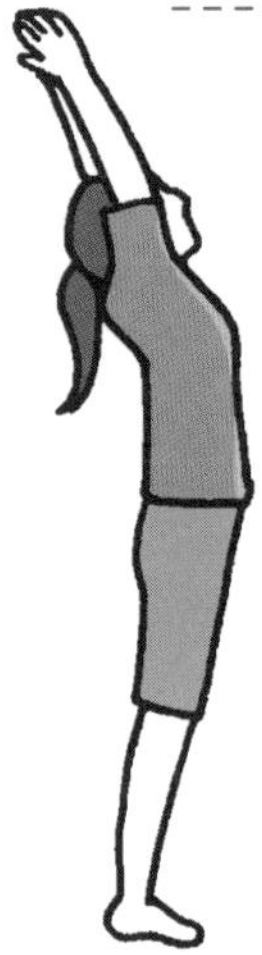

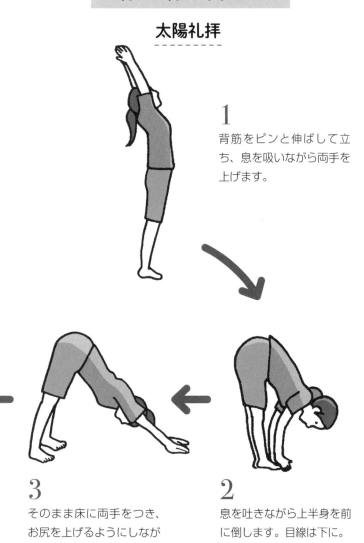

1

背筋をピンと伸ばして立ち、息を吸いながら両手を上げます。

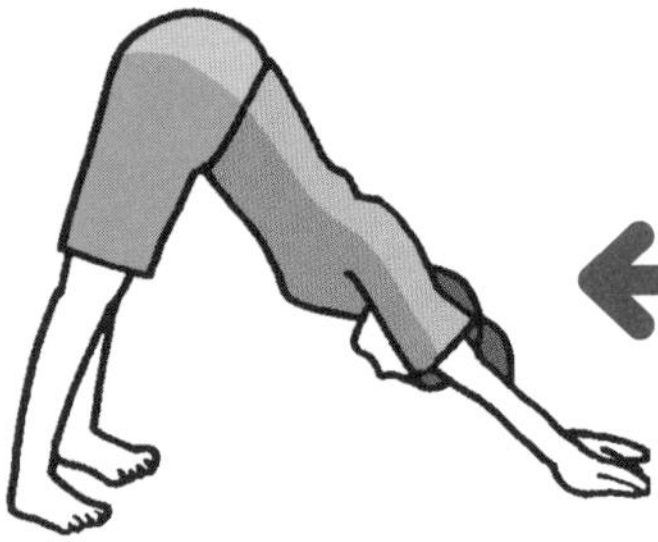

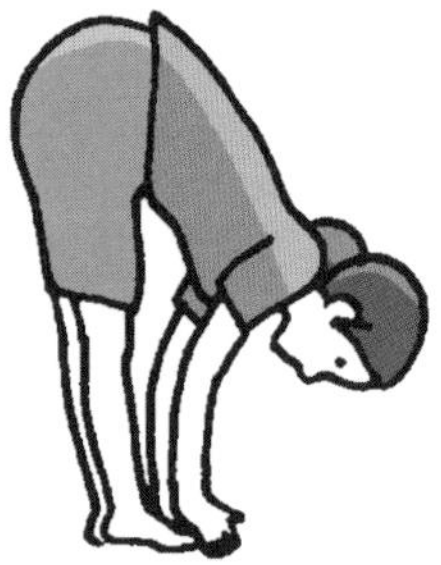

3

そのまま床に両手をつき、お尻を上げるようにしながら息を吸って吐きます。

2

息を吐きながら上半身を前に倒します。目線は下に。

自律神経の乱れによるなんとなくの不調に太陽礼拝はおすすめ。朝一番に行うことで気持ちのよい一日を送ることができます。

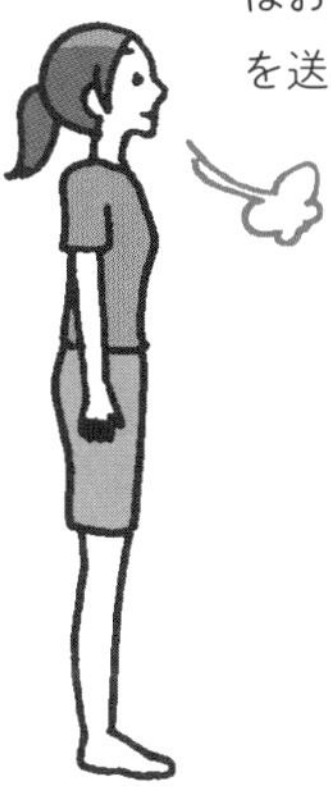

7

最後に息を吐きながら両手を下ろして肩の力を抜きます。

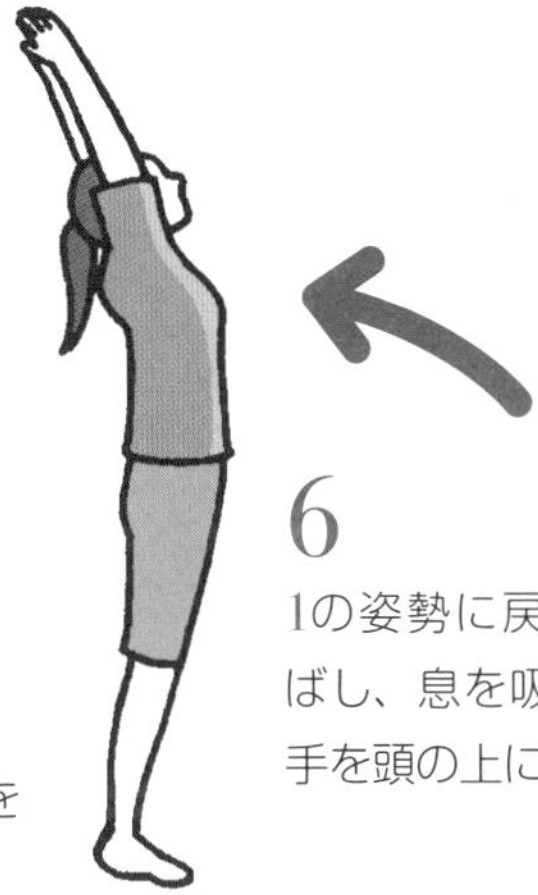

6

1の姿勢に戻り背筋を伸ばし、息を吸いながら両手を頭の上に上げます。

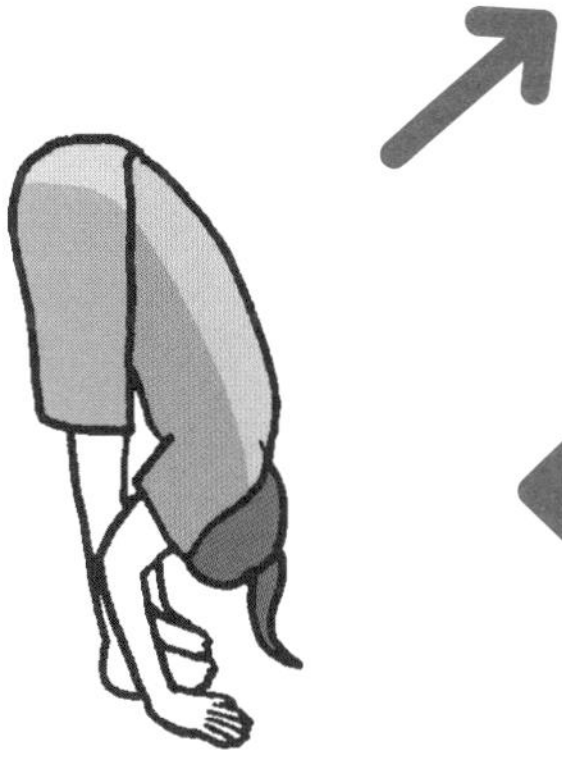

5

姿勢をキープしながら目線を下にさげて息を吐きます。

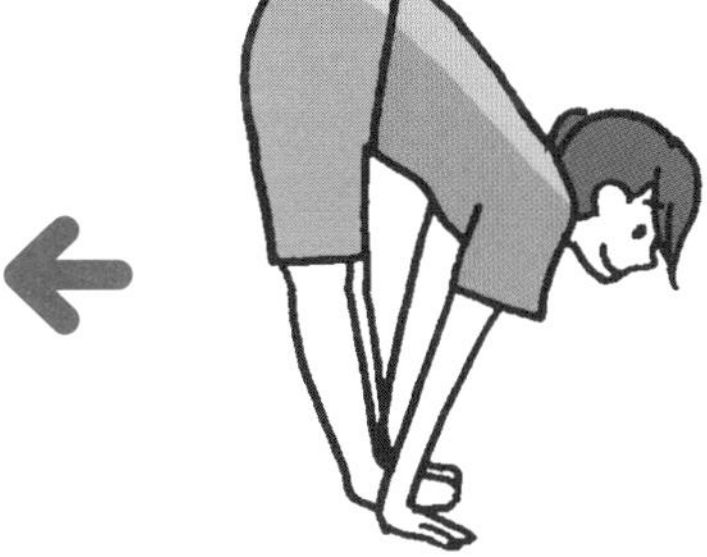

4

息を吸いながら両足を両手の間に入れます。このとき目線は上に向けます。

Q

なかなか夜眠れません。寝つきがよくなる方法は？

A 就寝1時間前はテレビやスマホは禁止！

寝つきの悪さは、自律神経のバランスがくずれることなどが主な原因です。医師に相談すれば睡眠導入剤を処方してもらうことも可能です。しかし、その前に眠る前の自分の行動や環境を見直してみてください。例えば、寝る前にテレビやスマートフォンをダラダラと見てはいませんか。パソコンやスマートフォンのブルーライトは、睡眠を促す働きのあるメラトニンというホルモンの分泌を抑えてしまいます。また、頭が興奮すると交感神経が刺激されて活発になることも寝つきが悪くなる原因です。寝る1時間前からはテレビやスマートフォンは見ないようにしましょう。

寝る前のカフェインやアルコールは控え、カモミールやラベンダーなどのハーブティーで心を落ち着かせると、リラックスして入眠できます。おすすめの入浴法の項（103ページ）もご参照ください。

（加藤礼子先生）

見直そう！睡眠環境

当てはまる生活習慣にチェック

- □ 日中の活動量が少ない
- □ 夕方以降にうたた寝をする
- □ 入浴をしない（シャワーのみ）
- □ 寝る直前までスマートフォンを触っている
- □ 夕食を遅い時間にとる
- □ 食事ではコーヒーや紅茶を飲む
- □ 寝る前にゲームやテレビ
- □ その日あったイヤなことをふとんで考える
- □ 眠れないときは寝酒をしがち
- □ ソファーや床で寝落ちすることがある

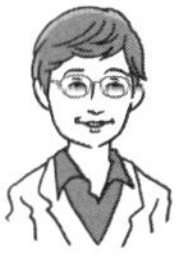

1つでも当てはまる人は見直しが必要です！

Q

朝、すっきり起きられません

A 夜、寝るのが遅くても朝は同じ時間に起きましょう

睡眠の質が悪い日は昼も眠くなり、仕事や家事に集中できません。

平日はどうしても寝不足になるから休日に寝溜めをする人もいますが、睡眠の質は睡眠時間が長ければ長いほど下がります。**睡眠時間は6～7時間が最適**。無理に長時間睡眠をとると、睡眠のリズムがくずれて朝起きられない原因にも。たとえ寝るのが遅くなっても、朝起きる時間は基本的に毎日ずらさないほうがよいのです。

朝は起きたらカーテンを開けて、しっかり日光を浴びましょう。日光を浴びると、心のバランスを整える働きのあるセロトニンという脳内ホルモンが分泌されます。セロトニンは睡眠ホルモン・メラトニンの材料になるホルモンで、約15時間後に自然な入眠作用をもたらします。質の高い睡眠のために、セロトニンを増やす生活を。

（加藤礼子先生）

昼のセロトニン、夜のメラトニンを増やす方法

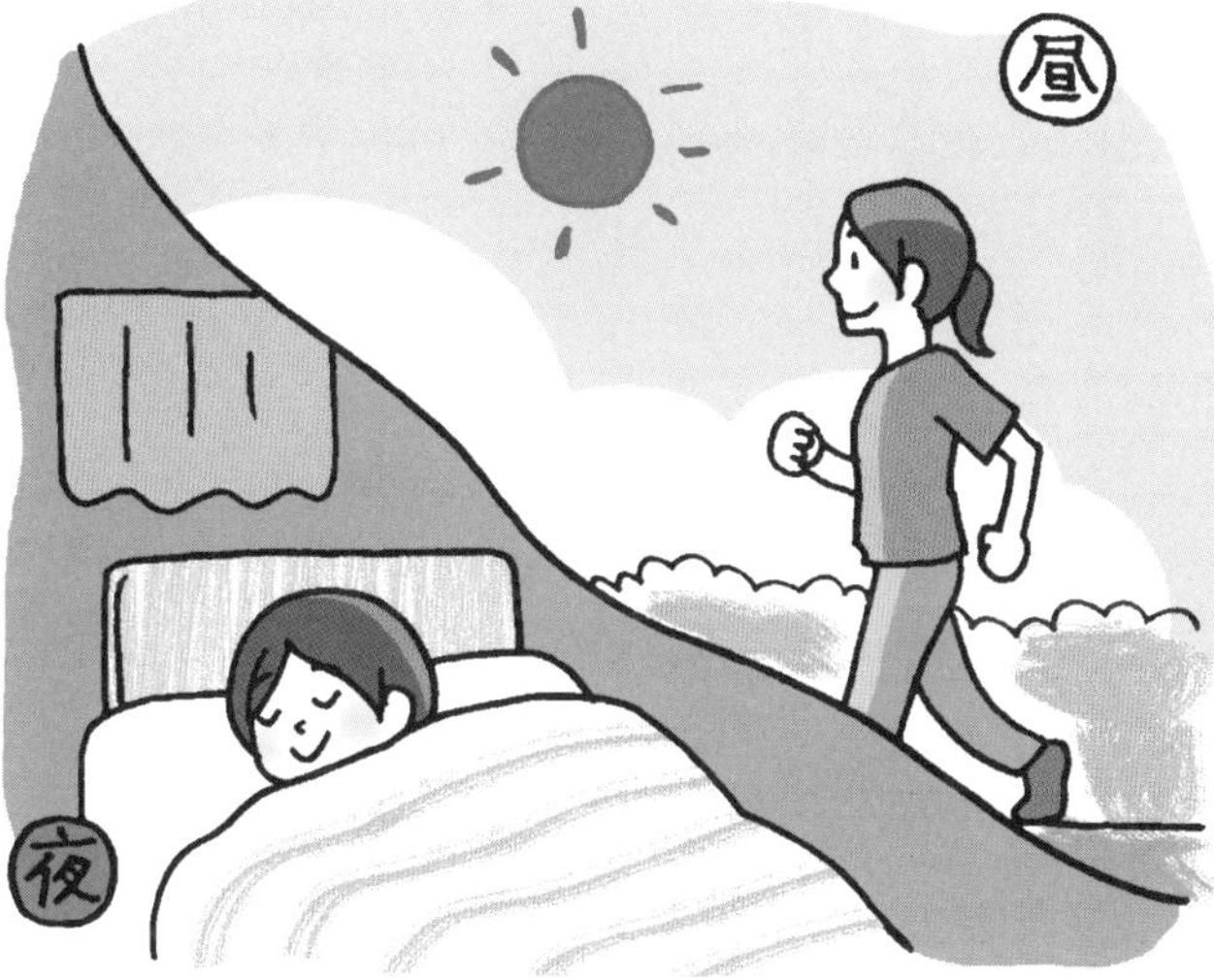

- 朝日はしっかり浴びる
- ご飯はちゃんと噛む
- 適度に運動する（やりすぎはダメ）
- スマートフォンやテレビはほどほどに（寝る前はダメ）
- 寝るときは部屋を真っ暗に

Q 夜中に何度も目が覚めます

A 「睡眠日記」をつけてみましょう

何度も目が覚めてしまう原因はさまざまです。更年期特有の症状である、ほてりや発汗などが夜間に起こることで睡眠が妨げられるほか、エストロゲンの低下によって自律神経が乱れ、寝ているときに働く副交感神経がうまく機能しないことも原因のひとつです。また、ストレスも睡眠の質を低下させる要因です。

深い眠りを得るために、昼寝は30分以内にし、ベッドでは寝ないようにします。また、適度に体を動かして体を疲れさせることも大切です。また、アルコールは入眠作用がありますが、眠りが浅くなるうえに利尿作用もあるため、入眠前は控えましょう。

おすすめなのは、睡眠日記をつけること。毎日何時から何時まで寝たのか記録をつけるだけですが、睡眠時間を「見える化」すれば自分の特性がわかり、自然と睡眠のリズムが整います。結果的に睡眠の質も上がります。

（加藤礼子先生）

レム睡眠とノンレム睡眠

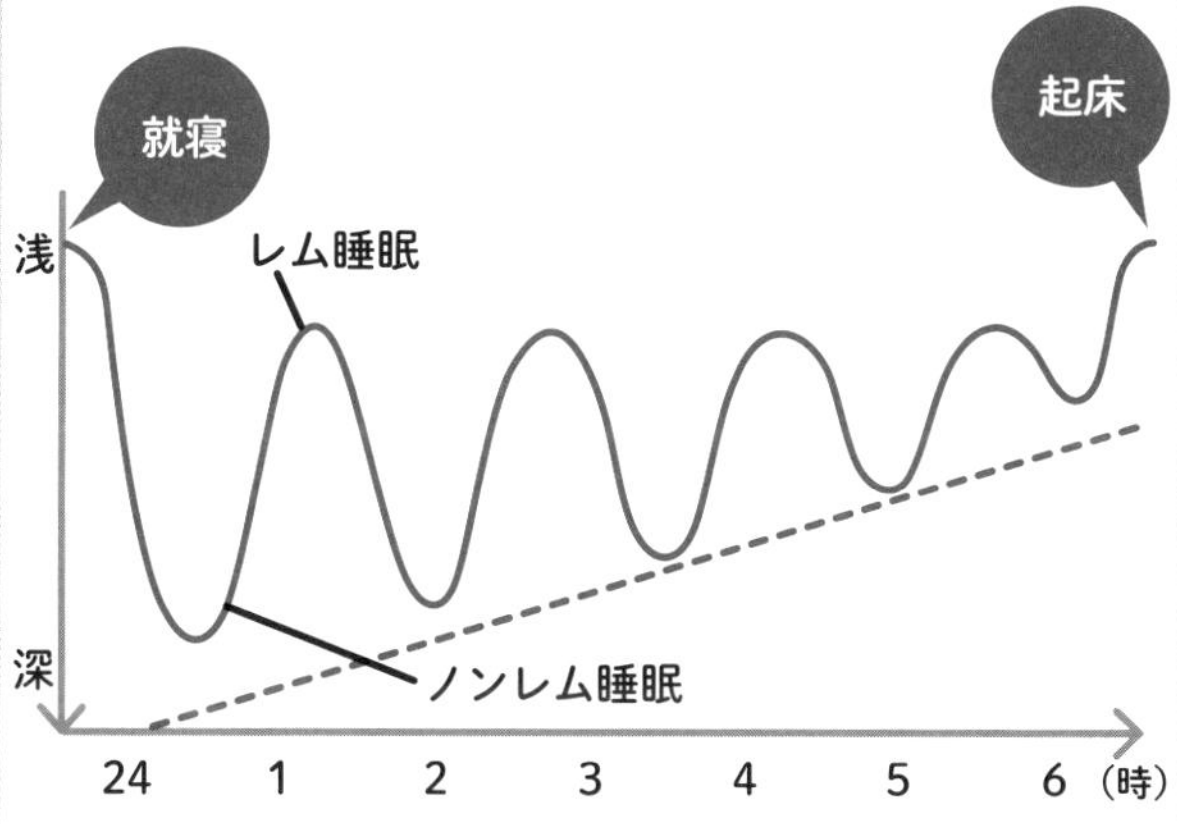

最初の 90 分が大切！

レム睡眠は体は休んでいますが、脳は目覚めており、ノンレム睡眠は体も脳も休息しています。レム睡眠とノンレム睡眠は1サイクルが約90分で、ひと晩の間に交互に3～5回交互にくり返されています。眠り始めて最初の90分が一番深い眠りなので、深く眠れるよう寝る前の睡眠環境が大切です。

Point

- 昼寝は30分以内
- ベッドで寝るのは夜だけ
- アルコールは控える
- 睡眠日記をつける

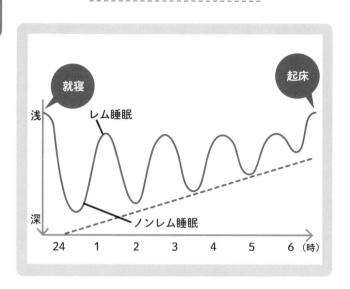

Q

関節痛があります

A マッサージをして血流アップ

関節痛は加齢によって、関節をスムーズに動かすための軟骨がすり減ることや筋肉の衰えなどが原因です。エストロゲンも関節軟骨の組織にあり、軟骨の成長を促進するため、その減少は軟骨のすり減りに影響を与えます。

よく見られるのが「バネ指」と呼ばれる症状です。指の付け根の腱鞘炎が進行し、曲がった指を伸ばそうとするとバネのように跳ねて戻るのが特徴です。

ホルモン補充療法で治療すれば、徐々に改善されます。また、鍼灸も効果が期待できるでしょう。セルフケアとしては、痛む部分を温めてマッサージをして血行をよくします。入浴中などに行いましょう。

痛みがあるからと動かさないでいると血流が悪くなり関節自体も固くなります。グーチョキパーと手指を動かすストレッチを空き時間に行いましょう。

（高尾美穂先生）

更年期の関節痛は？

1 **階段の上り下りがつらい**

段差をこえるときに、ひざに痛みを感じる

2 **手首の関節がなんだか痛い**

長時間パソコンをした後などに痛みがとれない

3 **ヒールがつらい**

ひざが痛くなったりして長時間ヒールを履けない

4 **かかとが痛い**

かかとが腫れたりして靴を履いたときにつらい

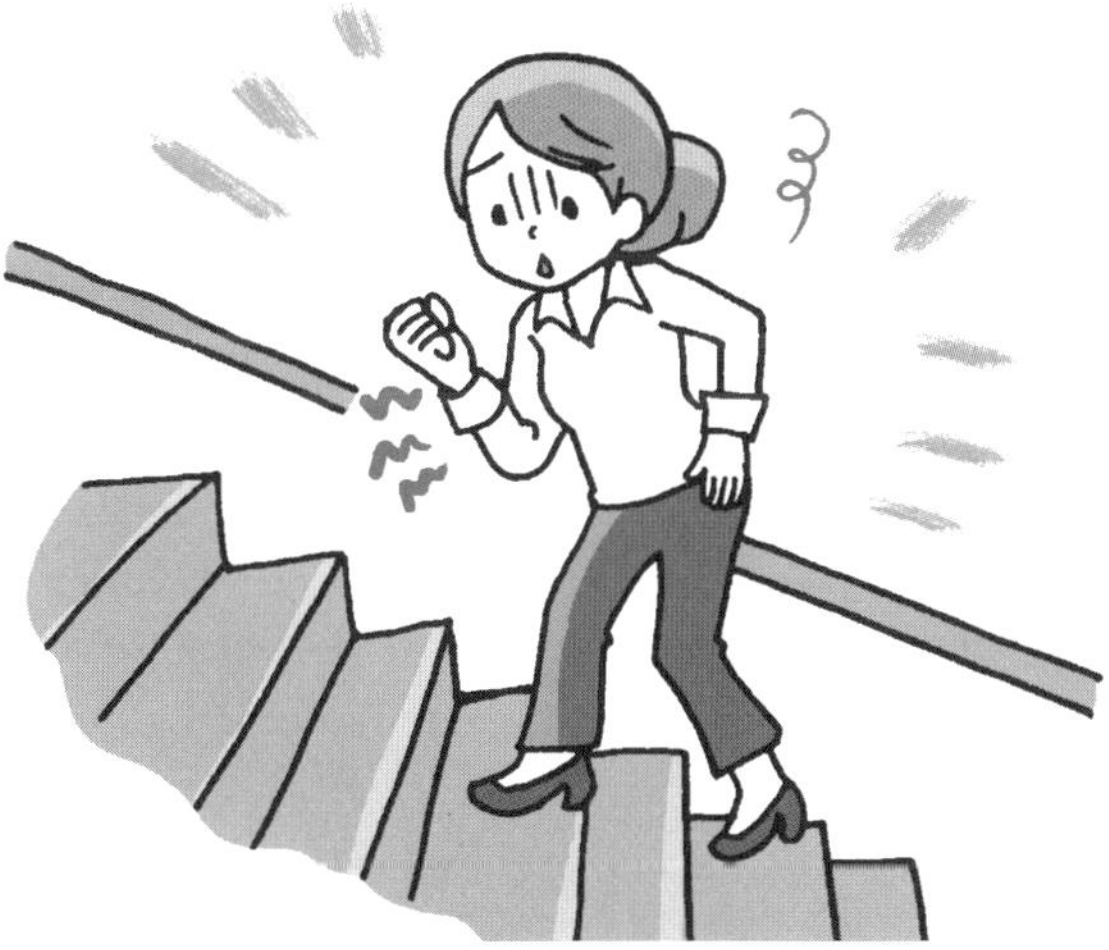

リウマチは関節の腫れが見られることが多く、そこが違います！

Q

45歳を過ぎてLDLコレステロール値が上がり心配です

A

多少は仕方ありません

細胞膜やホルモンなどを作る働きがあるコレステロール。そのなかで、LDLコレステロールは、血中に過剰に存在すると動脈の壁に入り込み、動脈硬化を引き起こし、心筋梗塞や脳卒中の要因にも。

更年期の女性は血中の総コレステロール、LDLコレステロール、中性脂肪が増加する傾向にあります。というのも、エストロゲンにはLDLコレステロールの代謝を促して、低下させる働きがあるから。更年期以降にLDLコレステロール値が上がるのは想定の範囲内で、ある程度は仕方ありません。

しかし、あまりにも急激に上がりすぎたら食生活や生活習慣の改善が必要に。海藻類や緑黄色野菜などLDLコレステロール値を下げる食品を積極的に摂りましょう。喫煙は中止。ウォーキングなど適度な運動も大切です。

（安達知子先生）

Q 30代に比べ血圧が上がりました。降圧剤は必要？

A 医師と相談しましょう

安静状態でも慢性的に血圧が高い状態（上が140㎜Hg以上、下が90㎜Hg以上）を高血圧といいます。厚生労働省の「国民健康・栄養調査（平成30年）」によると、40代ではわずか9％だった女性の高血圧症の割合が、50代は27％（46％）、60代は35％と増加します。あまりに高い状態が続けば、降圧剤の服用も必要になってきますが、降圧剤にはさまざまな作用機序のものがあるので、自分に最適な薬剤を十分に医師に相談したうえで、服用を始めてください。まずは塩分を控えめにしたり、太りすぎているならダイエットしたりと生活習慣の見直しを。

（加藤礼子先生）

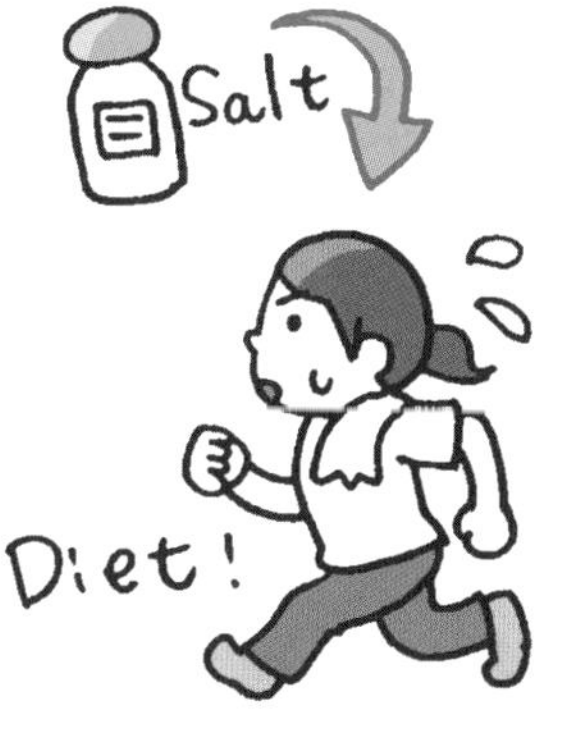

Q

突然起こるめまいは更年期のせい？

Ａ まずはほかの病気を疑いましょう

めまいには体がフワフワと浮いたように感じる「浮動性めまい」と、自分や天井などがぐるぐると回って見える「回転性めまい」の2種類があります。更年期のめまいの多くはエストロゲンの低下による自律神経の乱れで脳の血流が悪くなることが原因です。ただ、更年期が原因ではないことも。回転性めまいに耳鳴りが伴ったらメニエール病や突発性難聴かもしれません。まずは病院を受診しましょう。

めまいの症状が出たら、安静にすることが大切です。その場に座ったり、壁に寄りかかったりして無理に動かないようにします。症状が落ち着いてきたら深呼吸をして、ゆっくりと動きます。ひんぱんにめまいが出るなら、車や自転車は乗らないほうが安全です。血流をよくするビタミンＥ（かぼちゃやうなぎなど）や、疲労回復効果のあるビタミンＢ群（豚肉、レバー、魚介類など）を摂りましょう。

（高尾美穂先生）

Q 更年期の動悸、息切れは心配ないって本当？

A 更年期の典型的な症状ですが、念のため病院で検査を受けましょう

激しい運動をした後でもないのに突然心臓がドキドキするのは、更年期の典型的な症状のひとつで、エストロゲンの低下により呼吸や心拍をコントロールしている自律神経の乱れが原因です。動悸は場所や時間を問わず、起こります。

治療としてはホルモン補充療法のほか、漢方薬が用いられることもあります。

簡単な対処法としては動悸が出たら、腹式呼吸でゆっくり深呼吸するのがポイント。大きく鼻から息を吸い、お腹に空気を入れるように膨らませます。そしてまたゆっくりと空気を吐き出します。落ち着いて、リラックスすることを心がけましょう。

ただ、動悸は更年期以外にも別の病気が原因のことがあります。念のため、病院を受診して必要な検査を受けたうえで、異常がなければ更年期障害としての治療を始めてください。

（加藤礼子先生）

Q

若いときより冷え性がひどくなりました

A 半身浴や生姜などで体をポカポカに

更年期になって冷え性が悪化するケースはよくあります。これはエストロゲンの分泌が低下して自律神経が乱れ、血流が悪くなることが原因です。上半身はほてっているのに、下半身は冷えているということもよくあります。

普段の生活では、とにかく体を温めること。39度くらいのお湯にみぞおちくらいまでつかり、20分ほど時間をかけて入浴します。夏場のクーラーで体を冷やしすぎないよう、レッグウォーマーや肩掛けなどを携帯するのもおすすめです。

食事はできるだけ冷たいものは摂らないこと。例えば生野菜より温野菜やスープを選び、氷抜きのドリンクにします。生姜やねぎのほか、ナッツやごまなどのビタミンEを含む食材は血行をよくし、体を温める効果があるので、積極的に食事に取り入れるようにしましょう。

（高尾美穂先生）

冷え対策

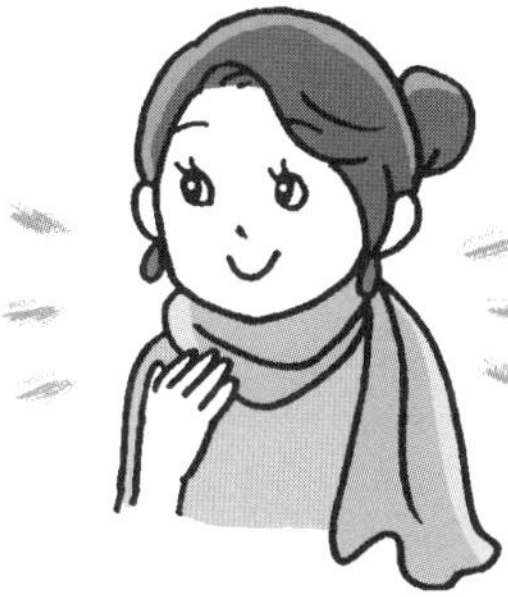

首元

スカーフを1枚携帯すると便利

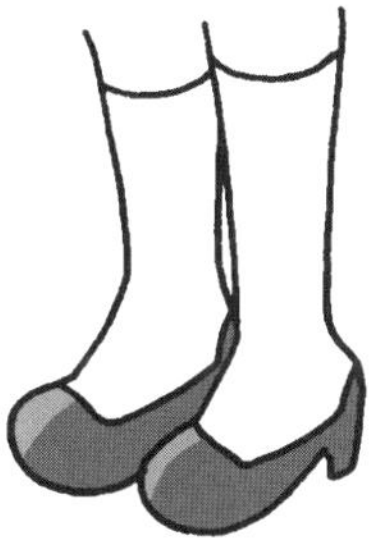

足元

裸足にサンダルより夏でも靴下を履いて

汗をかいたらこまめに着替えるのもおすすめ。

筋肉量を増やす

脂肪は体を冷やす冷湿布のようなもの。一方、筋肉は熱を生み出し、維持してくれます。ある程度は筋肉をつけましょう。

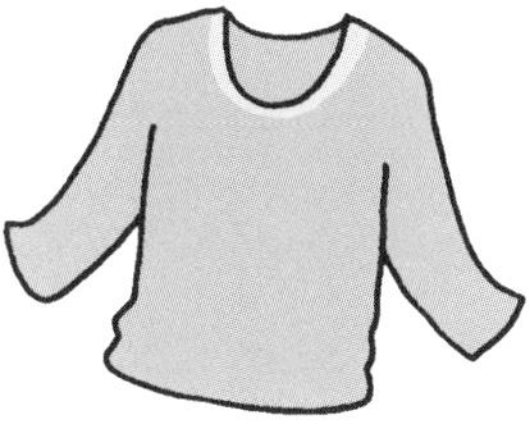

インナー

吸水性がよく保温性の高いものを

Q

体のむくみが気になります

A 水分を控えるのは逆効果

むくみも自律神経が関わっており、血液やリンパの循環が悪くなって、体の中に余分な水分や老廃物が溜まってしまうことが原因で起こります。更年期以降はエストロゲンが不足して血管の収縮をコントロールしている自律神経が乱れることがむくみを引き起こします。

まず、水分を控えるのは逆効果です。むしろ水分をたくさんとって体内に入れ、血液の循環をよくしてしっかり排出することが大切です。水分代謝に必要なビタミン、ミネラル、たんぱく質をしっかり摂ってください。利尿作用のあるきゅうり、とうもろこし、かぼちゃなどを摂るとよいでしょう。塩分の摂りすぎはむくみの原因になるので、注意してください。足のむくみにはマッサージや寝る際に足を少し高くして寝るなどの対策がよいでしょう。

（加藤礼子先生）

Q のどの奥が詰まったような感じがします

A 更年期による粘膜の乾燥で起こります

のどの奥がつかえる、飲み物を飲んでもすっきりしない……。こんな症状が、更年期と関係ある場合も。エストロゲンには粘膜を保護して、潤いを保つ働きがあります。そのため更年期になって、エストロゲンが低下すると体のあらゆる部分の粘膜が乾燥してしまいます。のどの奥が詰まった感じというのも、口やのどの中の粘膜が乾燥したことが原因の場合もありますし、自律神経のバランスがくずれたことによる場合もあります。ホルモン補充療法でエストロゲンを補うことで改善が期待できます。また、口や舌をよく動かして、食べ物をよく噛んで、唾液をしっかり出すことが口腔ケアになります。しっかり噛みましょう。

(加藤礼子先生)

Q

便秘がひどいです

Ⓐ 習慣づけで改善します

便秘も下痢も腸が正常に働いていない証拠のようなもの。腸の動きをコントロールするのは自律神経なので、更年期でエストロゲンが減少して自律神経のバランスが乱れると腸のぜん動運動が鈍くなり、便秘や下痢が起こるのです。また、**エストロゲンが減少することで腸内の潤いがなくなることも、便が固くなる**原因のひとつです。

まずは、生活習慣を見直すこと。特に便秘は同じ時間にトイレに行く、朝はきちんと食べるなどちょっとした習慣づけで改善します。3食バランスよく食べるのも大切です。腸内細菌を活発にする発酵食品を摂ることをおすすめします。また、便秘のときは、水分を積極的にとること、便のかさになる食物繊維を多く摂るようにしましょう。一方、下痢の人は症状が治まるまでは食事は控え、落ち着いたら胃腸に優しいおかゆやよく煮込んだうどんなどを食べてください。

（加藤礼子先生）

便秘解消理想の１日

朝

起きたらまず水をコップ一杯飲んでトイレへ。トイレに行くことを我慢してしまうと、便意を感じにくくなります。朝食もしっかり摂りましょう。朝食を食べることで腸は活発に動き始めます。

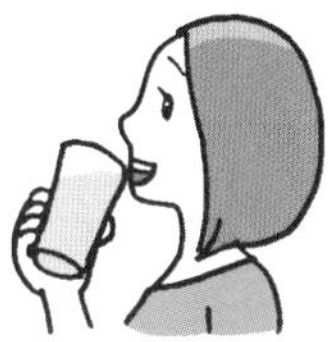

昼

食物繊維を意識した食事を摂りましょう。食物繊維が多い食事といえば、野菜。野菜を使った小鉢が多い定食などがおすすめです。

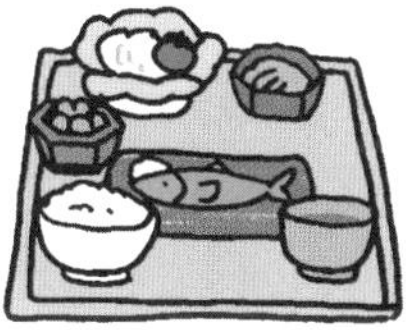

夜

手のひらでおへその周りを時計回りにぐるぐるとマッサージして、腸の働きを促しましょう。また、運動不足は胃腸の働きを悪くするので、夕食後に近所を30分ほどウォーキングするのもおすすめ。

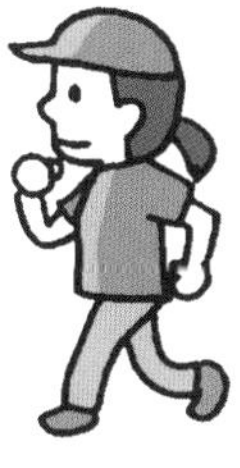

Q

更年期の頭痛は自力で解消できますか？

A 頭痛薬を3日飲んでも改善しないなら受診しましょう

頭痛は、大きく「片頭痛」と「緊張型頭痛」の2つに分けられます。緊張型頭痛は、頭が締めつけられるような痛みですが、日常の動作で悪化はしません。肩や首のこり、普段の姿勢の悪さ、眼の疲れなどが原因です。一方、片頭痛はズキンズキンと脈に合わせて痛んだり、吐き気や涙が出たり、ひどいときは寝込んでしまう頭痛です。

片頭痛は脳の血管が拡張して周辺の神経を刺激することによって起こります。脳の血管が拡張しやすく、エストロゲンの分泌が不安定な更年期は起きやすくなります。

頭痛薬を3日続けて飲んで症状が改善されなかったら、病院を受診しましょう。頭痛のタイプに合わせた薬を処方してくれます。また、頭痛は、くも膜下出血や脳出血など、病気の兆候である可能性も。痛みが続くなら、病院で検査すると安心です。

（安達知子先生）

頭痛の種類でケアの方法は変わります

片頭痛

頭の片側が脈を打つようにズキンズキンと痛みます。症状がひどいと寝込んでしまうことも。

ケア

アルコールの摂取を避け、部屋を暗くしてできるだけ安静にして休むことです。症状が現れているときに入浴すると、血管が拡張してしまい、症状が悪化するので控えましょう。こめかみを冷やすと痛みが軽減することも。

緊張型頭痛

頭全体が締めつけられるように痛みます。肩こりを伴うことがありますが、日常生活に支障はありません。

ケア

長時間同じ姿勢をとることが原因なので、半身浴で血行をよくしましょう。目の疲れも原因なので、ホットアイマスクなどでケアを。マグネシウムを多く含むひじきや海苔などを摂取しましょう。なお、片頭痛の場合はホットアイマスクは避けてください。

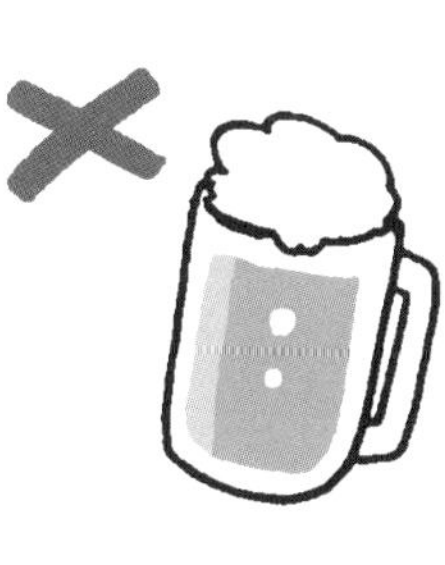

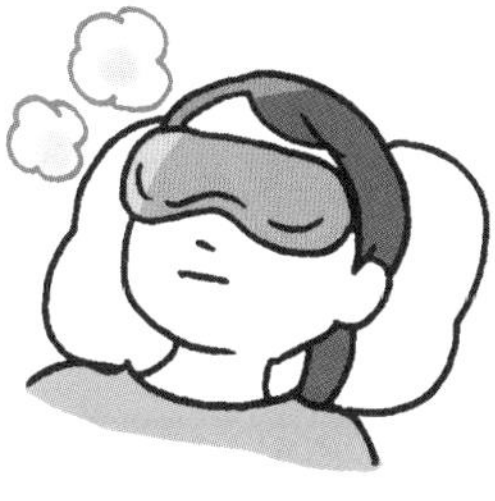

Q 肩こりに悩んでいます

A 30分に1回伸びをしましょう

肩こりは筋肉が疲れて血行が悪くなり、疲労物質の乳酸が筋肉の中にとどまって、固まってしまうのが原因で起こります。更年期になるとホルモンバランスが乱れて血流が悪くなるため、肩こりの痛みはさらに悪化します。

肩こりは同じ姿勢を続けているとひどくなるため、デスクワークの方は意識してこまめに姿勢を変えるようにしましょう。30分に1回は伸びをし、肩を上げ下げしたり、腕を上や前にぐーっと伸ばすだけでも違います。

また、冷えは血流を悪くします。軽いウォーキングなどをして適度に体を動かし、ストレッチをして血の巡りをよくしましょう。また、夏でもシャワーだけで済まさず、全身の血流をよくする効果のある半身浴をするなど、じっくり体を温めることを意識することが改善につながります。

（高尾美穂先生）

肩こりに効くヨガ

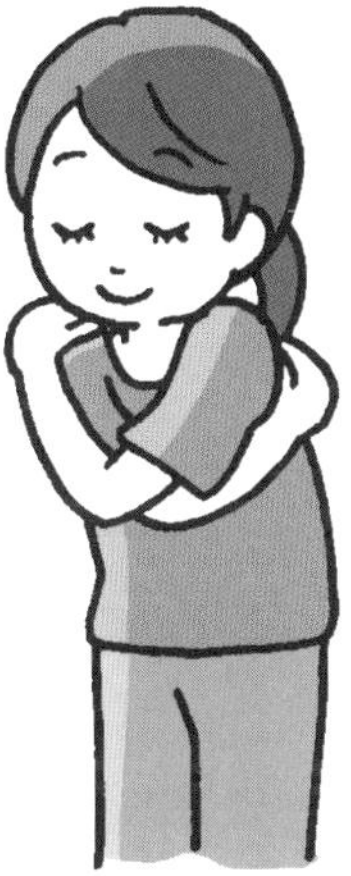

自分で自分を抱きしめる

背中を丸め、両手で自分を抱きしめるように肩を寄せて10秒キープします。反対も同じように行います。

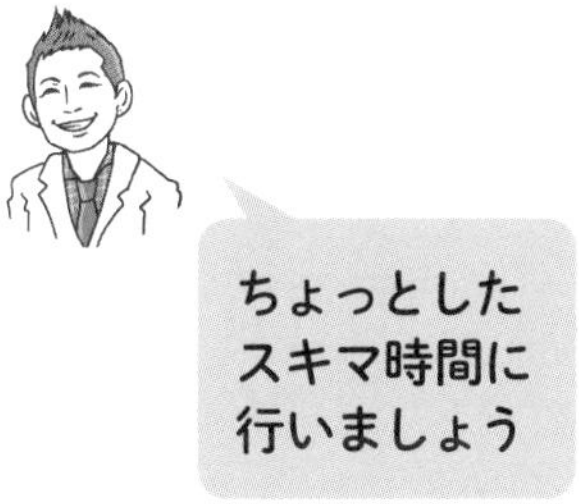

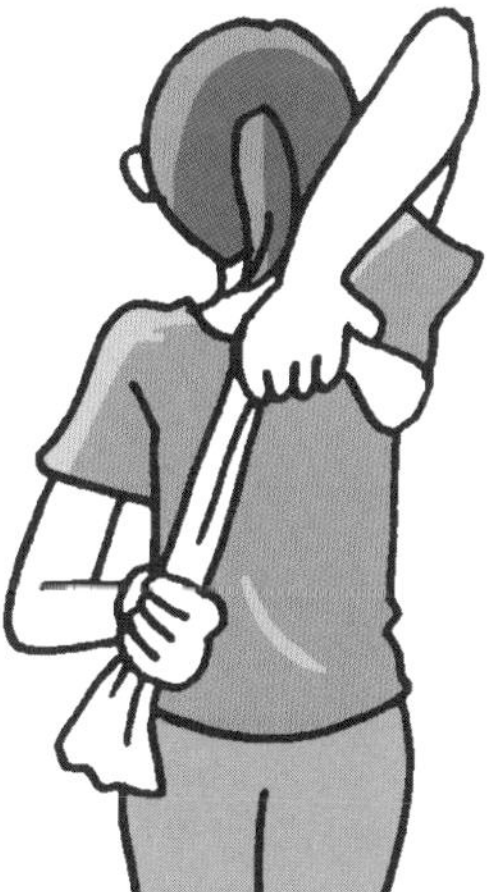

肩甲骨を寄せる

右手を上から、左手を下から回して、背中でタオルを引き合います。反対も同じように行います。

Q 腰痛がひどいです

A 腰を伸ばすヨガが有効

日常生活の中で、運動量が減っていることは腰痛の原因になり得ます。さらに更年期以降は、エストロゲンの減少によって自律神経のバランスが乱れ、血流が悪くなること、代謝や筋力が落ちることも痛みを増幅させる原因になります。座っていられない、歩けないなど日常生活に支障が出る痛みを訴える人もいます。

腰痛は筋肉への血流が悪くなり、痛みが出ます。温湿布やカイロを貼る、半身浴をするなどして腰周りを冷やさないようにしましょう。また、デスクワーク中などに姿勢が悪いと腰に大きな負担をかけることに。普段の姿勢に注意するほか、同じ体勢でいると筋肉への血流はさらに減るので、30分に1回は伸びをするなど動かすことが大事。座った状態でもよいので、背中を丸めてから腰をそらすなど腰周りの筋肉を伸ばすストレッチを行ってみてください。

（高尾美穂先生）

腰痛に効く！
キャット＆カウ

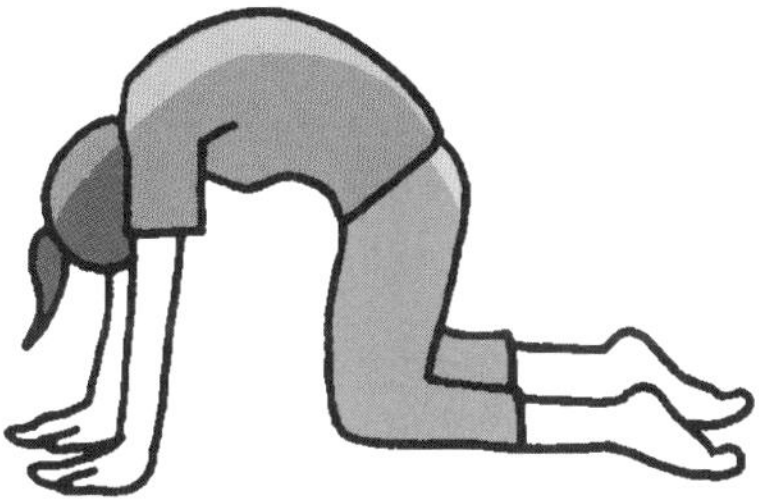

1

腕は肩幅、足は腰幅くらいに開いて四つん這いに。息を吐きながら背中を丸めていき、おへそを見ながら頭を下げます。

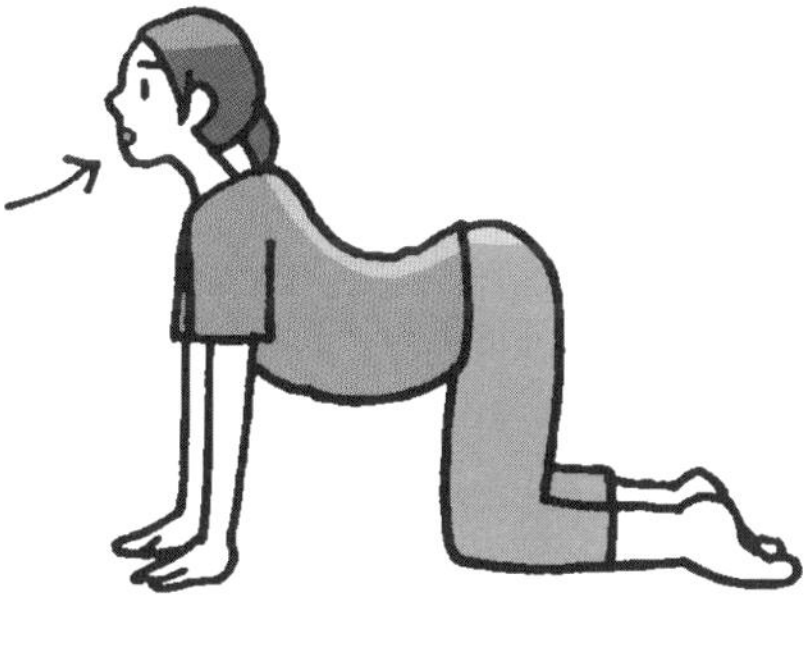

2

息を吸いながらゆっくりと背中をそらします。お尻を天井のほうへ突き出すイメージでゆっくりと胸を張ります。

座ってもできます

息を吐きながら背中を丸めておへそを見ます。息を吸いながらゆっくりと頭を上げ、背中を伸ばします。目線は天井のほうへ向けます。これを３回ほどくり返します。

Q 胃もたれが気になります

A 若いときと同じように食べてはダメ

以前と食べる量は変わらないのに胃がもたれたり、食欲が落ちたり。胃腸は自律神経の影響を受けやすい臓器で、エストロゲンの減少による自律神経の乱れから胃もたれや胃の痛みに悩む人も多いのです。胃腸の粘膜萎縮やぜん動運動の低下も起こるため、若い頃と同じ食生活では胃腸がダメージを受けるのは当たり前なのです。

また、基礎代謝が下がるため40代以降は太りやすくもなります。食事は腹八分目を意識して、お菓子やジュースなどの間食は控えましょう。こってりした味付けのもの、揚げ物など胃に負担がかかるものは3日に1回程度に。3食すべてに健康的な食事がむずかしいなら3食のうち1食でもいいので意識してみましょう。例えば、朝ごはんに毎日納豆やバナナ、ヨーグルトなどをプラスして食べるだけでも、胃の調子がよくなるはずです。

（加藤礼子先生）

胃に負担をかけない5つのルール

1 いつも腹八分目を意識する

2 お菓子やジュースの間食は×

3 脂身の多い肉は控える

4 こってりした味付け、揚げ物はNG

5 飲酒はほどほどに

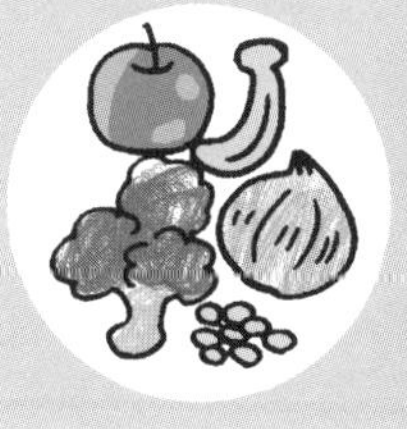

消化のよいものを

こんな食材がおすすめ！

キャベツ/ブロッコリー/玉ねぎ/大豆製品/バナナ/りんご/うどん/白身魚/鶏肉/赤身肉/ヨーグルト

Q

おりものが臭います

A おりものシートをうまく活用しましょう

更年期に入ると卵巣の機能が低下して、月経も量や期間に乱れが出ますが、同様におりものにも変化が。量が増えたり減ったり、人によっては茶色いおりものになることも。臭うのもこの変化のひとつです。

気になる場合は、おりものシートなどを当ててこまめに交換するか、ショーツごと取り替えましょう。清潔に保とうとするあまり、入浴時にゴシゴシと強く洗う人がいますが、これは膣の自浄作用が失われるため、逆効果。かえってトラブルが起こることがあるので、シャワーで周りを洗い流すなど優しくケアすることが大切です。

もし、臭いだけでなくかゆみも伴う場合はカンジダ膣炎やトリコモナス膣炎など、膣が炎症を起こしていることも。性交時に相手から感染することもあるので、病院を受診しましょう。

（高尾美穂先生）

Q 性器にかゆみがあります

A 洗いすぎてはいけません

エストロゲンが減少すると、皮膚の水分保持機能が低下するため、体のさまざまな部分が乾燥します。性器のかゆみもこの乾燥によるものと考えられます。ただ、ほかにも原因がある場合もあるのでかゆみを感じた場合は我慢せず病院を受診してください。

入浴する際は、**性器を洗いすぎないように注意し、湯温はぬるめに設定**します。できれば専用ソープを用い、通常のボディソープでも弱酸性のものを選びましょう。熱すぎると乾燥が悪化する恐れがあるため、湯温は40度以下にしてください。風呂から上がったらタオルで優しく拭き取り、保湿を忘れずに行いましょう。

（加藤礼子先生）

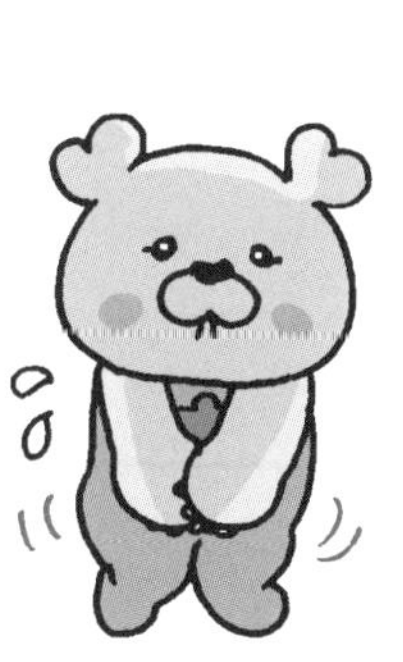

Q

性交痛があります。性交は控えたほうがよいですか？

A パートナーとしっかり話し合いを

更年期にはエストロゲンの減少で腟内が乾燥し、潤滑作用がなくなってしまうため、性交時に痛みを感じることが多くなります。性交痛があると、セックスをするのがつらくなるため、パートナーに断り続け、関係が悪化……なんてパターンも多いよう。本人にしたい気持ちがあるなら、痛みを和らげる対策をとってみましょう。

対策としては、まずホルモン補充療法です。この治療を行うことで、失われた腟の潤いが戻る効果があります。ホルモン補充療法のほか、潤滑ゼリーを使う、時間をかけて愛撫するなどの方法もありますが、何より大切なのはパートナーとしっかり話し合うこと。事情を説明して、協力してもらうことが解決につながります。

また、性交時に腟の奥のほうで痛みを感じるときは、別の病気の可能性も考えられるので専門医に相談してみましょう。

（加藤礼子先生）

ホルモン療法以外の性交痛の対策

サプリメント

女性ホルモンと同じような働きをするサプリメント(エクエルなど・95ページ参照）を服用することで、痛みが改善されることも。

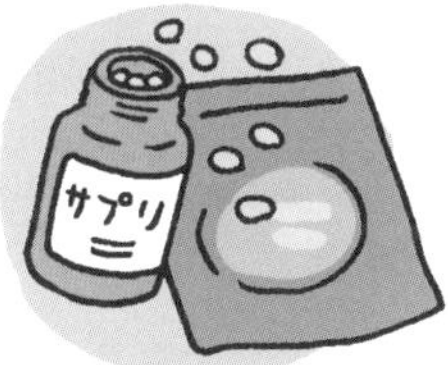

潤滑ゼリー

性交痛は潤い不足が原因なことが多いもの。潤滑ゼリーを使用することで痛みが緩和されます。ドラッグストアなどで手に入るものがおすすめ。

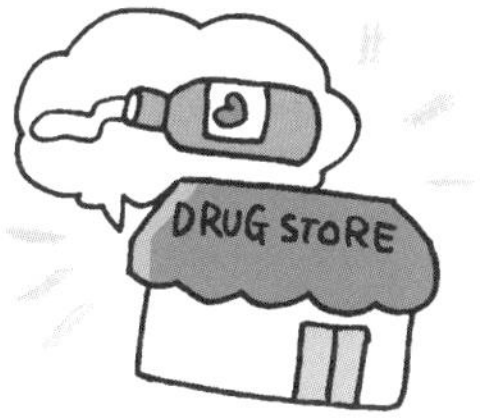

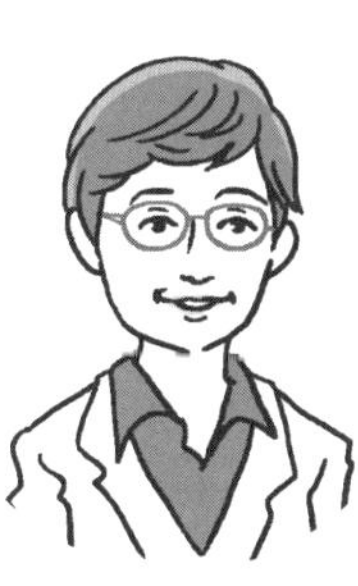

膣の潤い不足はストレスや男性側の自分勝手なセックスが原因なことも。お互いよく話し合うことが大切です！

こんな症状が多い！
更年期の症状　トップ30

1・全身倦怠感
2・肩こり
3・物忘れ
4・神経過敏
5・発汗
6・冷え
7・腰痛
8・イライラ
9・自分への心配
10・ホットフラッシュ
11・不安
12・うつ
13・記憶力の低下
14・意志が弱くなる
15・不眠
16・頭痛
17・怒りっぽい
18・関節痛
19・寝つけない
20・息切れ
21・薄毛
22・肌のシワ
23・動悸
24・背中の痛み
25・頻尿
26・腹部の膨満感
27・しびれ
28・めまい
29・目の痛み
30・目の乾き

国内の更年期外来を受診した40〜59歳の女性1069人が気になる症状として挙げたものを集計。〈データ：Menopause：11.6：631-638、2004〉

Part 2

セルフケアへの疑問

更年期はどんな女性にも訪れます。
つらい思いをする前に早めのセルフケアが大切です。

「逃げないで女性ホルモン！どうしたらいい？」

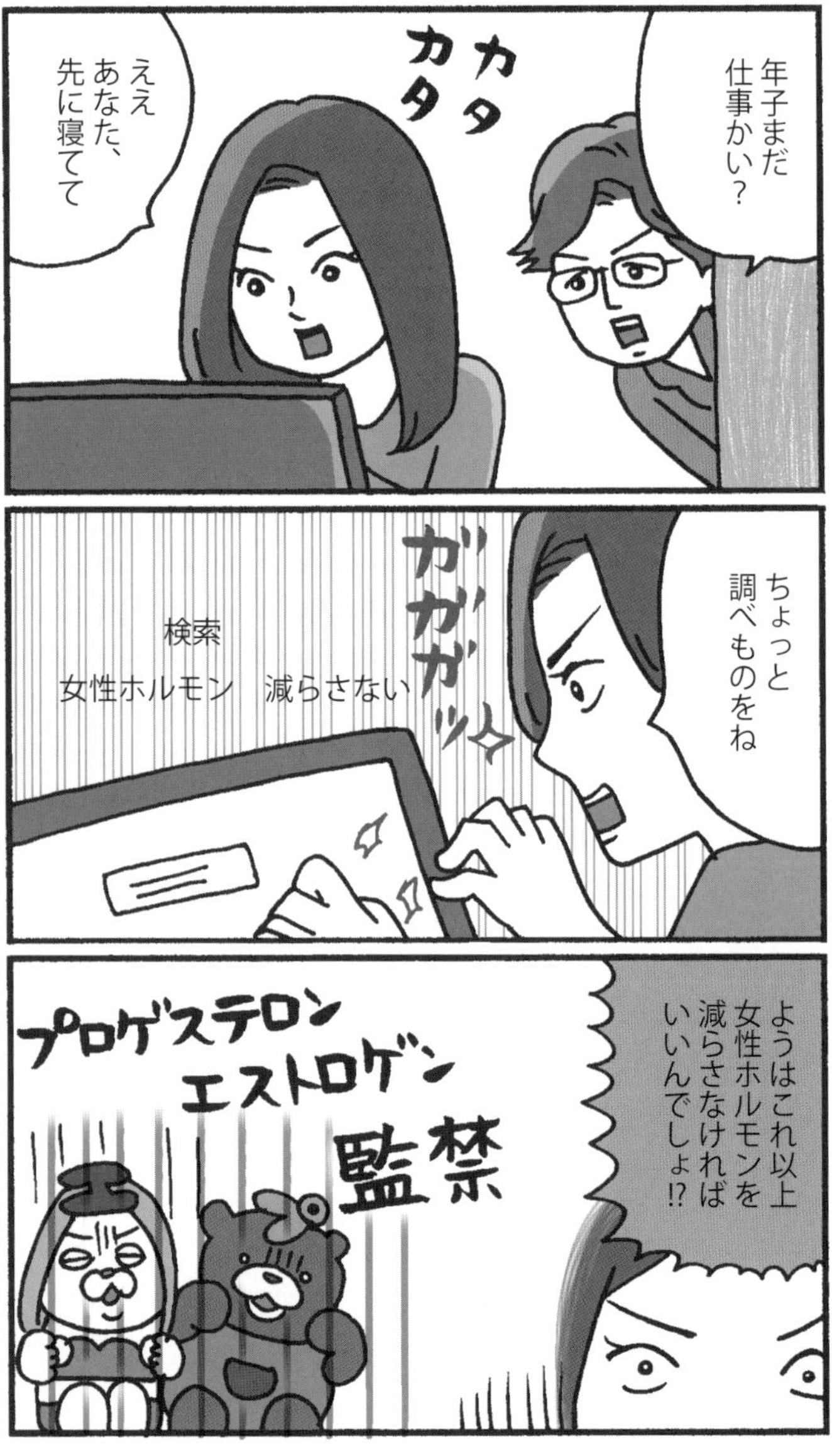

年子まだ仕事かい？
カタカタ
ええ
あなた、先に寝てて
ちょっと調べものをね
ガガガッ
検索
女性ホルモン　減らさない
ようはこれ以上女性ホルモンを減らさなければいいんでしょ!?
プロゲステロン
エストロゲン
監禁

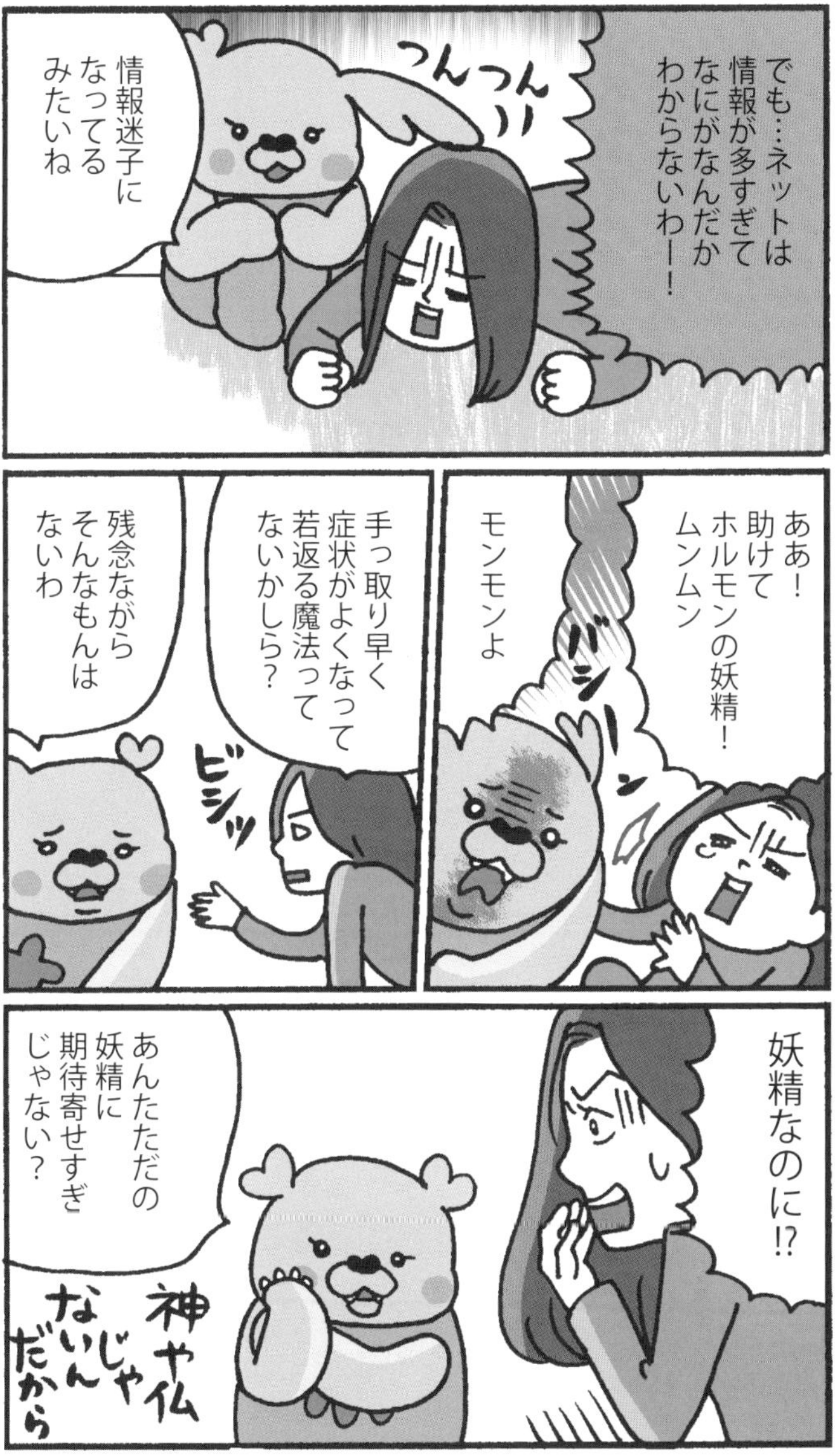
でも…ネットは情報が多すぎてなにがなんだかわからないわー！
つんつん
情報迷子になってるみたいね
ああ！助けてホルモンの妖精！ムンムン
バシーン
モンモンよ
手っ取り早く症状がよくなって若返る魔法ってないかしら？
ビシッ
残念ながらそんなもんはないわ
妖精なのに⁉
あんたただの妖精に期待寄せすぎじゃない？
神や仏じゃないんだから

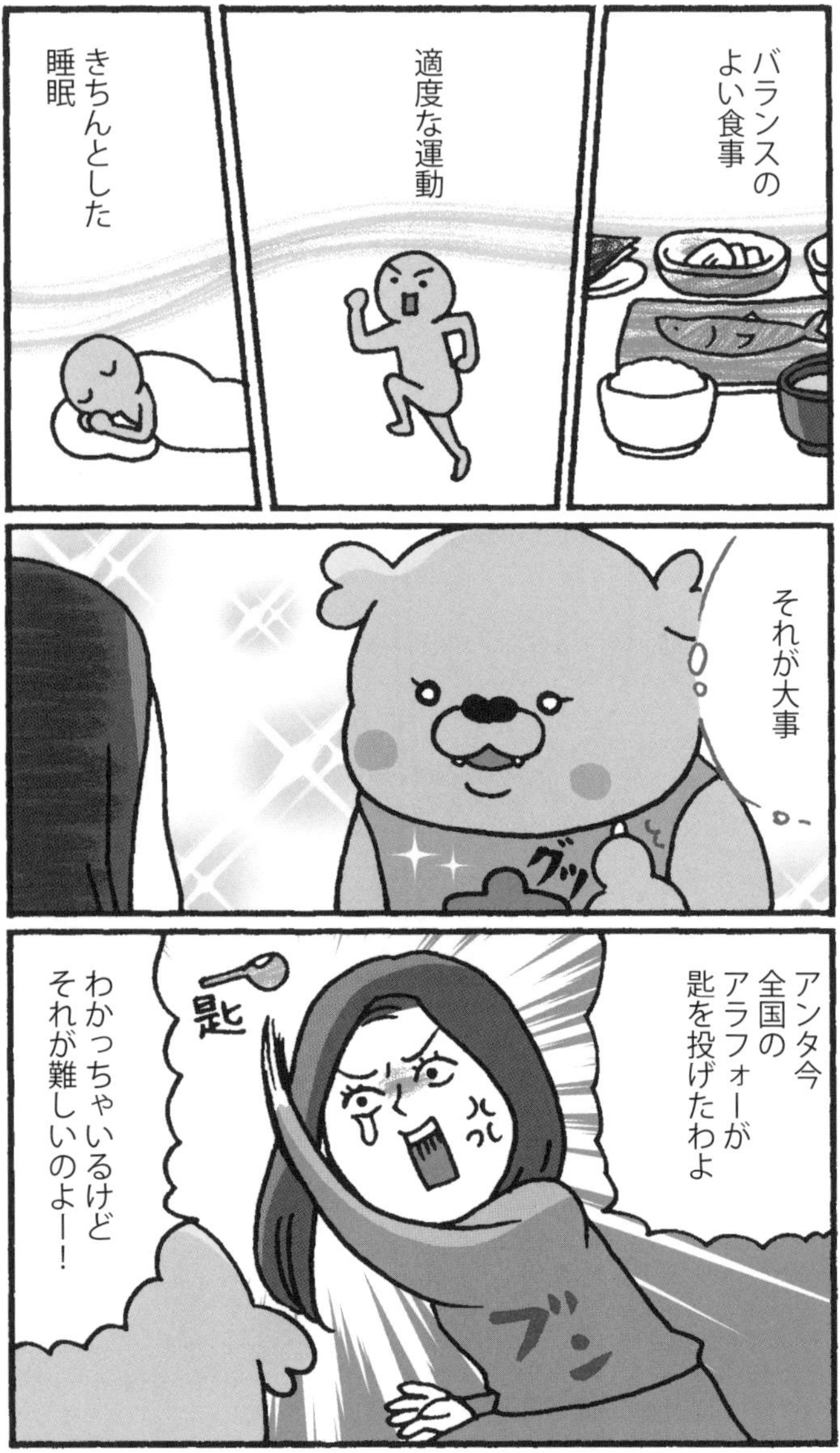

バランスのよい食事
適度な運動
きちんとした睡眠
それが大事
グッ
アンタ今全国のアラフォーが匙を投げたわよ
匙
わかっちゃいるけどそれが難しいのよー!
ブン

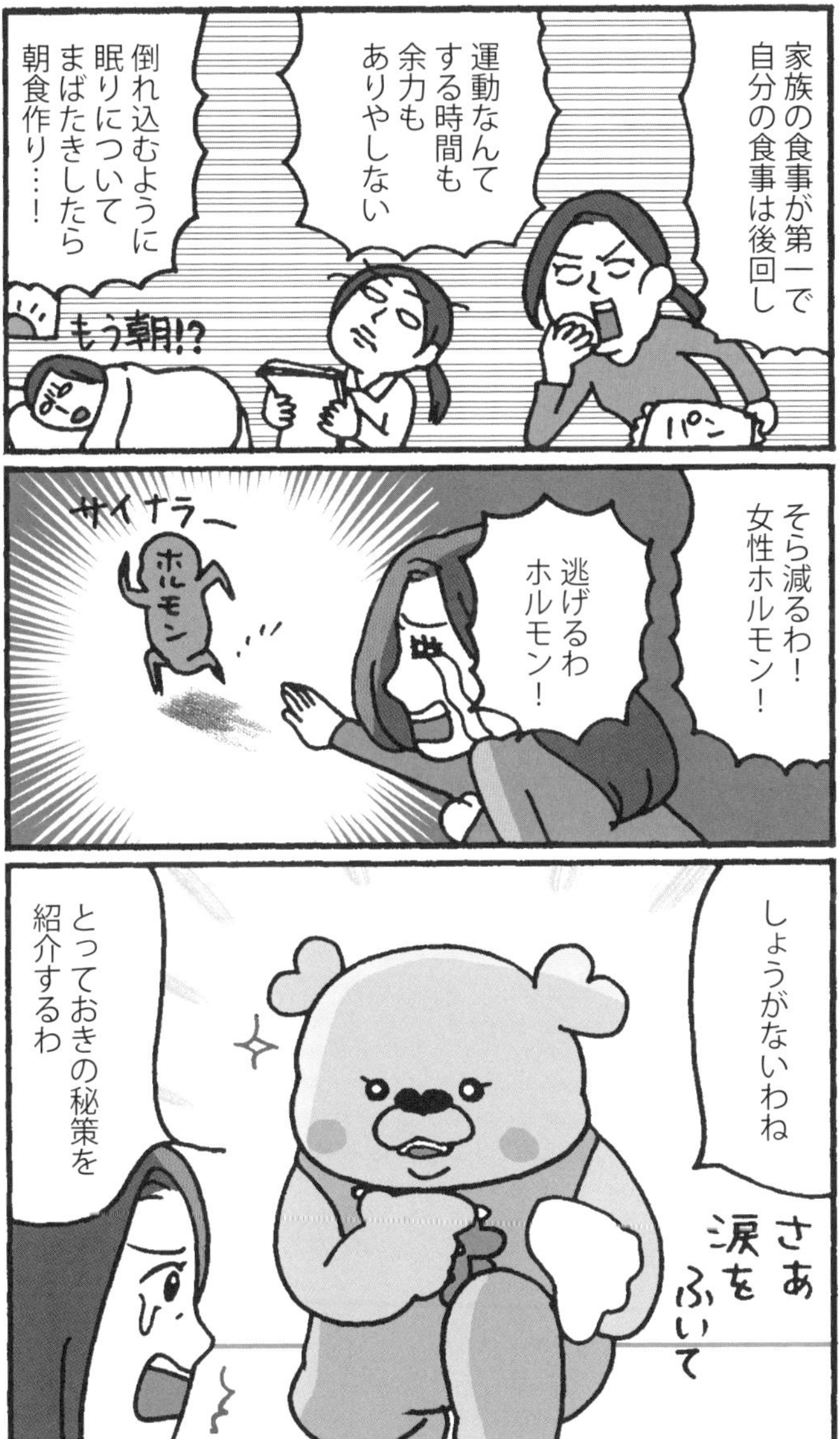
家族の食事が第一で自分の食事は後回し
運動なんてする時間も余力もありやしない
倒れ込むように眠りについてまばたきしたら朝食作り…！
もう朝!?
パン
そら減るわ！女性ホルモン！
逃げるわホルモン！
サイナラー
ホルモン
しょうがないわね
さあ涙をふいて
とっておきの秘策を紹介するわ

Q エストロゲンを減らさないためにできることってどんなこと？

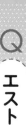

A 油を摂ってよく寝ましょう

30代後半から徐々に減少して、更年期になるとガクッと急激に分泌量が低下するエストロゲンですが、生活習慣を整えることでその低下を少し緩やかにできます。

生活習慣とは、食事、運動、睡眠を見直すこと。

まず食事。エストロゲンの機能を維持するためにはある程度の脂質が必要なので、オリーブオイルやアマニオイルなど体にいい良質な油を摂りましょう。

次に運動は、適度な運動を続けることが大切。ハードな筋トレを長時間するよりも、毎日30分でもウォーキングするほうが卵巣機能には効果的です。

睡眠は質を上げることが大事。最低でも7時間は確保するよう生活リズムを見直し、睡眠環境を整えてください。昼に日光を浴びる、寝る前のスマートフォンをやめるなど睡眠の質を上げる努力をしましょう。

（高尾美穂先生）

エストロゲンを減らさない生活

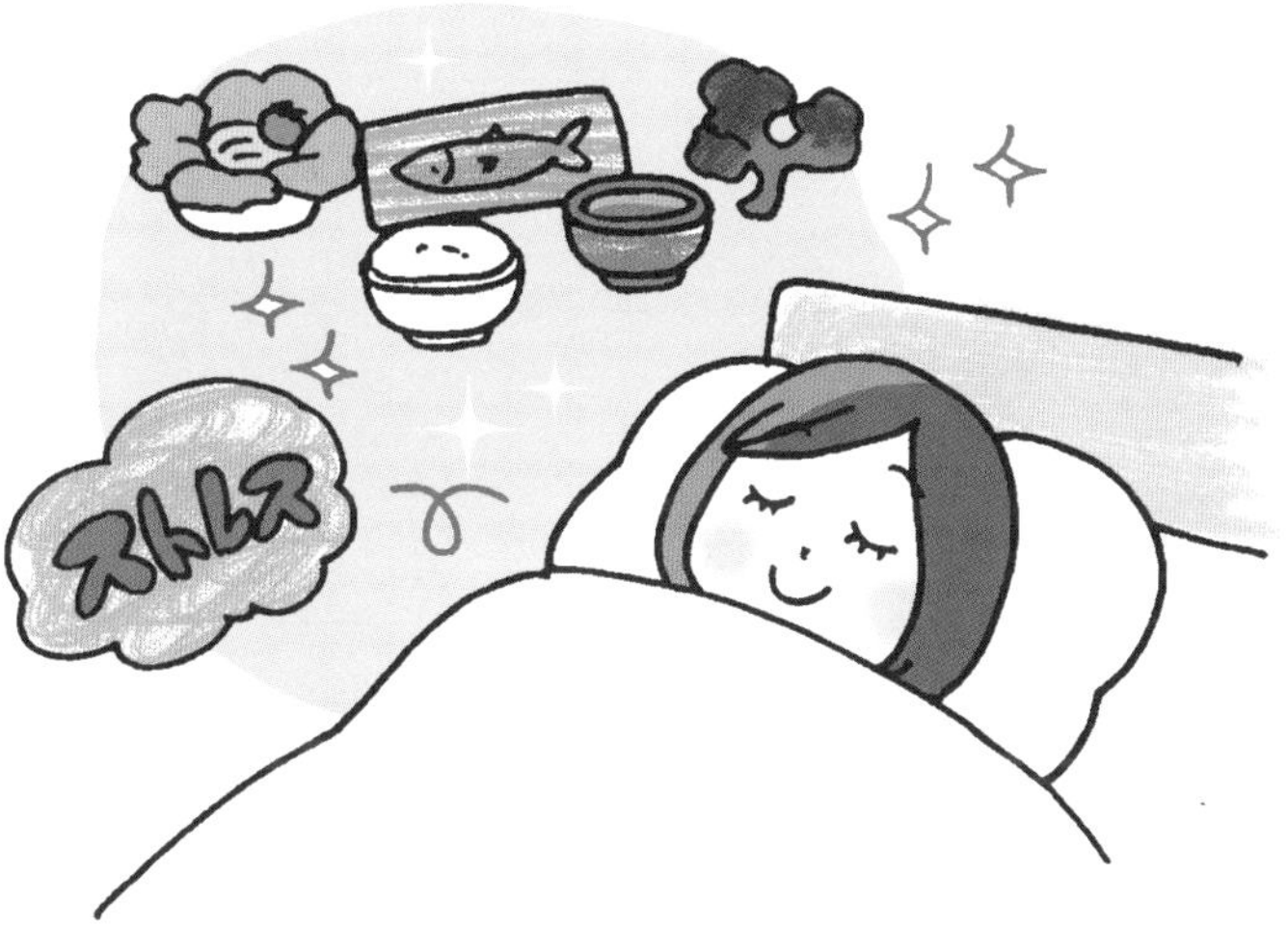

ストレス緩和

ストレス過多な生活はエストロゲンを減らします。趣味の時間を持つなどストレス発散方法を持って。また、嫌なことは嫌と言っていいのです。

よい睡眠

体によい睡眠時間は7時間前後。少なくとも6時間は必要です。また、よい睡眠にはリズムが大切。毎日同じ時間に起きるようにしましょう。

バランスのよい食事

甘いものばかり摂る、インタント食品ばかりで野菜不足、ダイエットしすぎてカロリー不足など、偏った食生活はエストロゲンを減らします。

規則正しい生活

1日に3食をなるべく同じ時間に摂る、朝はなるべく同じ時間に起きるなど、生活のリズムを整えるようにします。不規則な生活はいけません。

Q

30代から40代50代に向けてできることってありますか？

A「タバコを吸うベジタリアン」にならないこと

30代後半になると女性ホルモンの分泌量は徐々に減っています。30代は緩やかな下り坂にいるということを自覚し、それに伴って生活習慣を改善していきましょう。といっても難しいことではありません。

私はよく「タバコを吸うベジタリアン」にならないでと言います。まずタバコを吸うと閉経が2年早まることも。受動喫煙含め、タバコの煙から逃げましょう。ベジタリアンのような極端な食生活もいけません。お菓子や炭水化物ばかり食べるのはもちろん、野菜ばかり食べる、肉ばかり食べるなど極端な食生活はエストロゲンを減らします。また、太ることを気にして油を憎みがちですが、卵巣機能を維持するためには適切な量の油は必要です。「タバコを吸わず、適切な油が摂れるバランスのよい食事」、この2つが未来の自分のためにできることです。

（高尾美穂先生）

Q 更年期にヨガは効きますか？

A 自律神経を整えて不調を緩和してくれます

更年期になるとエストロゲンの分泌量が減少し、自律神経のバランスが乱れてきます。実は更年期の不調の大きな原因がこの自律神経の乱れ。そうした自律神経のバランスを整えるためにヨガはとても効果的です。ヨガを単なるストレッチや柔軟体操と思ってはいませんか。ヨガは、自分の体と向き合い、自律神経を整えるためにとても効果的な方法です。

私がおすすめするのは、**朝起きたら「太陽礼拝」という連続ポーズ**（50ページ参照）をすること。体がかたい人は多少膝が曲がっても構いません。腹式呼吸をしながらこのポーズをすると、自律神経が整います。忙しすぎる現代女性は、交感神経優位でいつも緊張状態の人が多いもの。リラックス作用のあるヨガをすることで、副交感神経が優位になって、全身の血流もよくなり、体のバランスが整います。

（高尾美穂先生）

Q 更年期には運動をしたほうがよいですか？

A ニコニコ笑ってできるくらいの運動がベスト

運動は更年期症状をやわらげます。そして、40代以降の運動習慣で大切なのは「適度」であること。長距離マラソンやハードな筋トレではなく、「ニコニコペース」な運動を心がけましょう。**ニコニコペースとは隣にいる人と話ができるくらいのペース**ということ。もともとハードな運動習慣がある人は別ですが、そうでない人はそれくらいの緩さを心がけないと、続けることが負担になり、ケガもしやすいのです。

誰でもすぐに始められる運動としては、やはりウォーキングです。ウォーキングは心肺機能や血液循環をよくする有酸素運動ですし、どこでも手軽にできます。ほかにも、軽いジョギングや水中ウォーキングなどがおすすめです。

「運動習慣がある」とは1回30分以上、週に2回以上の運動を1年以上続けること！健康寿命をのばすためにも運動習慣を身につけましょう。

（高尾美穂先生）

「ニコニコペース」の運動を

◎

隣の人と話せるくらいのニコニコペースの運動

呼吸が荒くなりすぎず、隣の人と話せるくらい余裕があるくらいの運動が40代以降の人にはおすすめです。

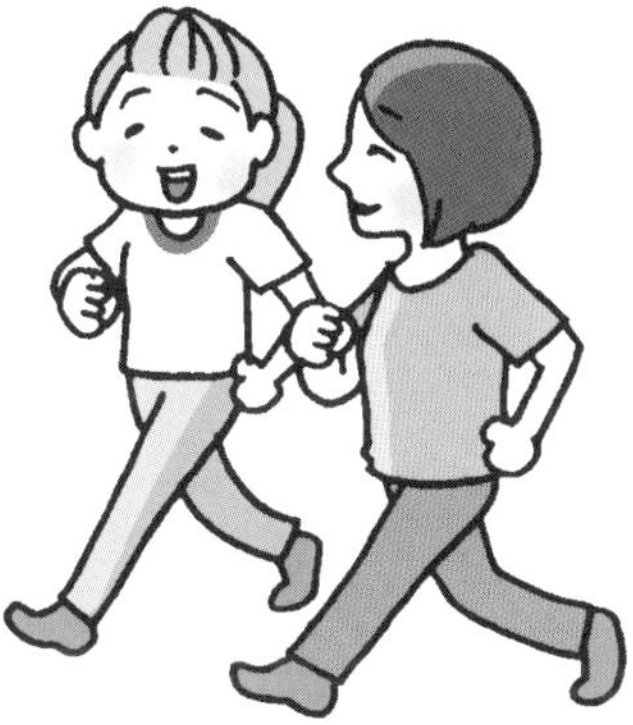

×

ハードすぎて周囲が見えなくなる運動

きついトレーニングは一見よさそうに見えて、体に負担をかけるだけ。ケガのリスクが高まり、心肺への負担も心配。

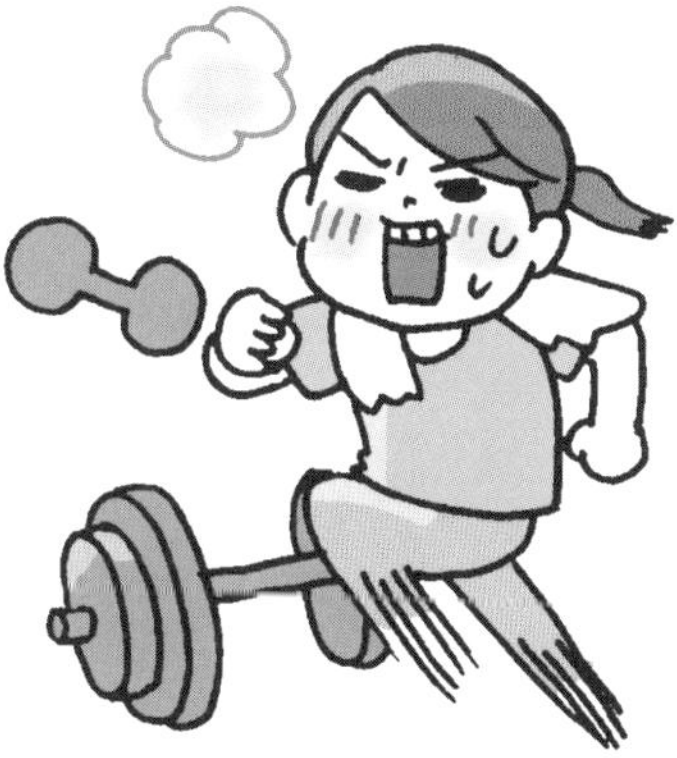

Q
更年期に積極的に食べたほうがいいものは？

A 大豆製品やカルシウムの多い食品

不足しがちなタンパク質やビタミンなどが多く含まれる食品を摂りましょう。

まず大豆製品です。大豆製品に含まれるイソフラボンには女性ホルモンに似た作用があるといわれます。ほかにも骨を丈夫にするビタミンＫ、皮膚や粘膜を保護するビタミンＢ１などが豊富に含まれています。

次に、きのこ類です。低カロリーなうえに、食物繊維も豊富で便秘改善に役立ちますし、高脂血症の対策にもなります。また、自律神経を整える働きのあるビタミンＢ群、カルシウムの吸収を助けるビタミンＤ、ミネラルなどがバランスよく含まれています。また、サバやサンマなどの青魚はＤＨＡやＥＰＡといった脂肪酸を多く含み、心臓・脳血管系疾患への抑制や抗うつ作用が期待できておすすめです。

（高尾美穂先生）

40代から積極的に食べたい食品

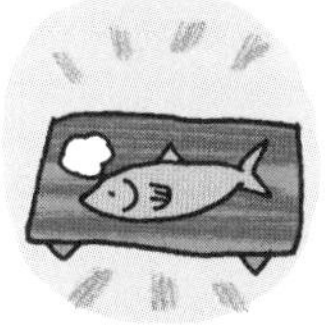

青魚

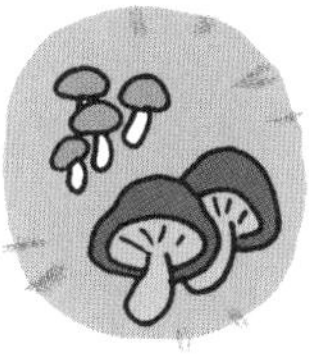

きのこ

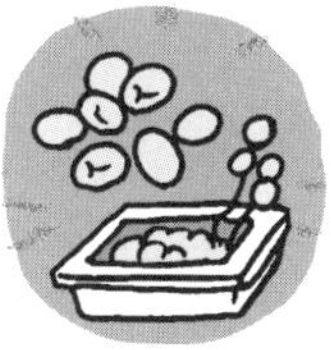

大豆製品

大豆イソフラボンの効果の秘密

大豆イソフラボンは更年期の症状によいとされていますが、実はイソフラボンそのものが直で効果があるのではありません。大豆製品を食べると、腸内で大豆イソフラボンの一種が腸内細菌によって代謝されます。その際に生まれる成分が「エクオール」です。

エクオールは、エストロゲンと似た構造をしているため、体内でエストロゲンと似た働きをします。そのため、女性ホルモンが減少する更年期にはぜひとも摂り入れたい成分ではありますが、実は大豆イソフラボンをエクオールに代謝できる腸内細菌を持っているのは日本人女性の2人に1人。代謝できなければ大豆製品をいくら食べても効果はありません。

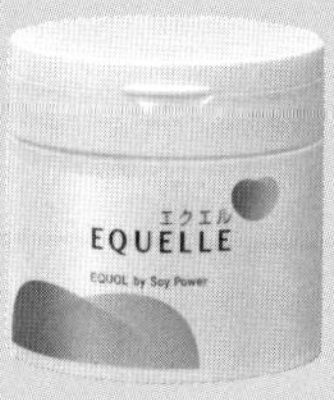

エクオールを作れない人にもおすすめなのが、大塚製薬の「エクエル」というサプリメントです。エクエルなら、4粒でエクオール10mgを直接摂取することができます。私自身もエクオールを作れないので、習慣的に飲んでいます（高尾美穂先生）。

エクエル：大塚製薬
1日4粒／112粒 4320円

Q

アロマテラピーは更年期に効果はありますか？

A リラックス効果があり心身のバランスを整えます

アロマテラピーは、植物の成分を抽出したアロマオイルを利用して、香りを楽しんだりリラックスしたりして心身のバランスを整える自然療法のことです。アロマオイルは、植物から抽出した純度100％のオイルで、ゼラニウムやラベンダー、イランイランなど、香りもさまざまです。

アロマオイルは、アロマポットやアロマディフューザーなどに入れて香りを楽しむほか、ホホバオイルなどに混ぜてマッサージすることもできます。香りをかぐことで体内に入った成分が脳を刺激し、ホルモンバランスや自律神経を整える効果があります。直接皮膚に使うアロママッサージは、成分が体内へ吸収され、皮膚を活性化して炎症を鎮めるなどの効果があります。なお、ホルモン治療中は使用を控えるべきアロマオイルもあるので、医師に相談して使用してください。

（加藤礼子先生）

40代からおすすめのアロマ

ゼラニウム
濃厚でローズにも似た甘い香り。精神のバランスを整える効果があるので、イライラや不安感の軽減などに効きます。

こんな不調に！
●イライラ ●月経不順

イランイラン
エキゾチックで甘い香り。エストロゲンの分泌を高める効果があるほか、リラックス効果もあります。

こんな不調に！
●心の不調 ●スキンケア

ラベンダー
フローラルで柔らかな香り。リラックス効果があるため、ストレスが軽減され、不眠治療にもよく使われます。

こんな不調に！
●肩こりや腰痛 ● 頭痛 ● 不眠

クラリセージ
ほんのり甘く、スパイシーな香り。女性ホルモンの分泌を促し、PMSや生理不順など女性特有の悩みに効果があります。

こんな不調に！
●心の不調 ●PMS ●生理不順

ペパーミント
メントールの爽やかで清涼感ある香りが特徴。気分がすっきりするので、食欲不振や胃もたれのほか、暑さ対策にも。

こんな不調に！
●心の不調 ●口臭
●胃もたれ、吐き気

ローズマリー
清涼感のある香り。気分を高揚させる効果があり、無気力や不安感の軽減に。また、血行をよくする効果もあります。

こんな不調に！
●目覚めの悪さ ●冷え
●肩こり

Q

更年期で処方される漢方にはどんなものがありますか？

A 当帰芍薬散、加味逍遥散、桂枝茯苓丸が代表的です

更年期症状を改善するための第一選択はホルモン補充療法ですが、ホルモン剤に抵抗のある人や乳がんなどが原因で受けられない人に漢方薬が用いられることがあります。

漢方薬はさまざまな生薬の組み合わせで作られており、心と体の乱れを回復させる効果が期待できます。更年期の症状に使われる漢方薬はさまざまですが、よく処方される「当帰芍薬散《とうきしゃくやくさん》」「加味逍遥散《かみしょうようさん》」「桂枝茯苓丸《けいしぶくりょうがん》」は「婦人科三大処方」とも呼ばれています。当帰芍薬散は冷えやむくみなど、加味逍遥散は気分の浮き沈みやホットフラッシュなど、桂枝茯苓丸は月経痛やのぼせなどにそれぞれ効能があります。

体質を判断して、その人に合う漢方薬が処方されますが、一般的には効果が出るまでホルモン療法より時間がかかることも。市販薬もありますが、自分の症状に合うものを選んでもらうためにも、病院での処方をおすすめします。

（加藤礼子先生）

よく使われる漢方薬

当帰芍薬散
（とうきしゃくやくさん）

血の巡りをよくして、体を温める効果があり、冷え性、生理不順、月経痛、貧血などに効きます。疲れやすい人にも。

➡体力虚弱な人に

桂枝茯苓丸
（けいしぶくりょうがん）

血行をよくする働きがあり、下半身の冷えがつらい人や月経痛、頭痛、肩こりの痛みに。めまいやのぼせなどにも。

➡比較的体力のある人に

加味逍遙散
（かみしょうようさん）

更年期の自律神経の乱れによるイライラやホットフラッシュのほか、月経痛やPMS、のぼせや疲れにも。

➡体力が中程度以下の人に

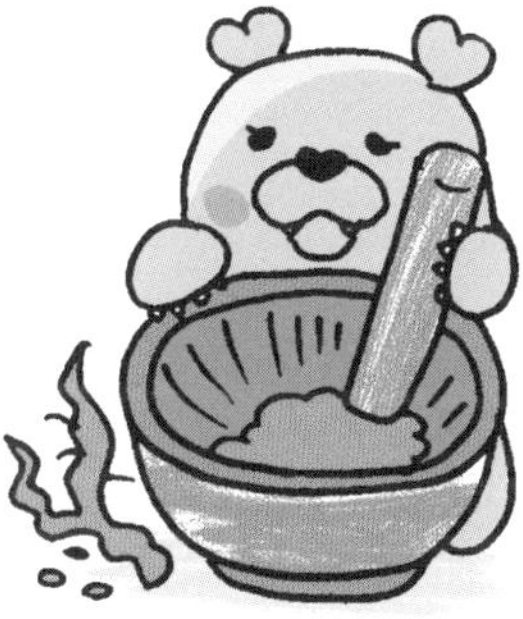

Q 漢方薬を服用しても効き目が見られません

A 始めてすぐに効果が見られることの多いホルモン補充療法と違って、漢方薬は効果が得られるまで最低でも2週間ほど必要です。でも全体の不調に効き目があるので焦らず、ゆったりした気持ちで気長に使用しましょう。

Q

お酒を飲むと更年期の症状は悪化しますか？

A 悪化しませんが、ほどほどにしましょう

飲酒量が多いからと言って更年期の症状が悪化することも、お酒を飲んでいない人が更年期の症状が軽いと言うことも特にありません。

ただ、男性と女性の体内の構造で比べると、女性のほうがお酒に弱いと言えます。まず、体も肝臓も女性のほうが小さいため、男性と比べてアルコールの分解スピードは遅く、同じ量のお酒を飲んでも女性のほうがアルコールを代謝するのに時間がかかります。加えて、女性は体脂肪が多く、体内の水分量が少ないため、アルコールの血中濃度が高くなる傾向にあります。

更年期は、メンタル面でも不調になることが多い時期です。心が弱くなるとついお酒に頼りがちですが、それはとても危険。アルコール依存症になってしまう恐れもあります。適量を楽しく飲みましょう。

（高尾美穂先生）

更年期をのりきるための飲酒習慣

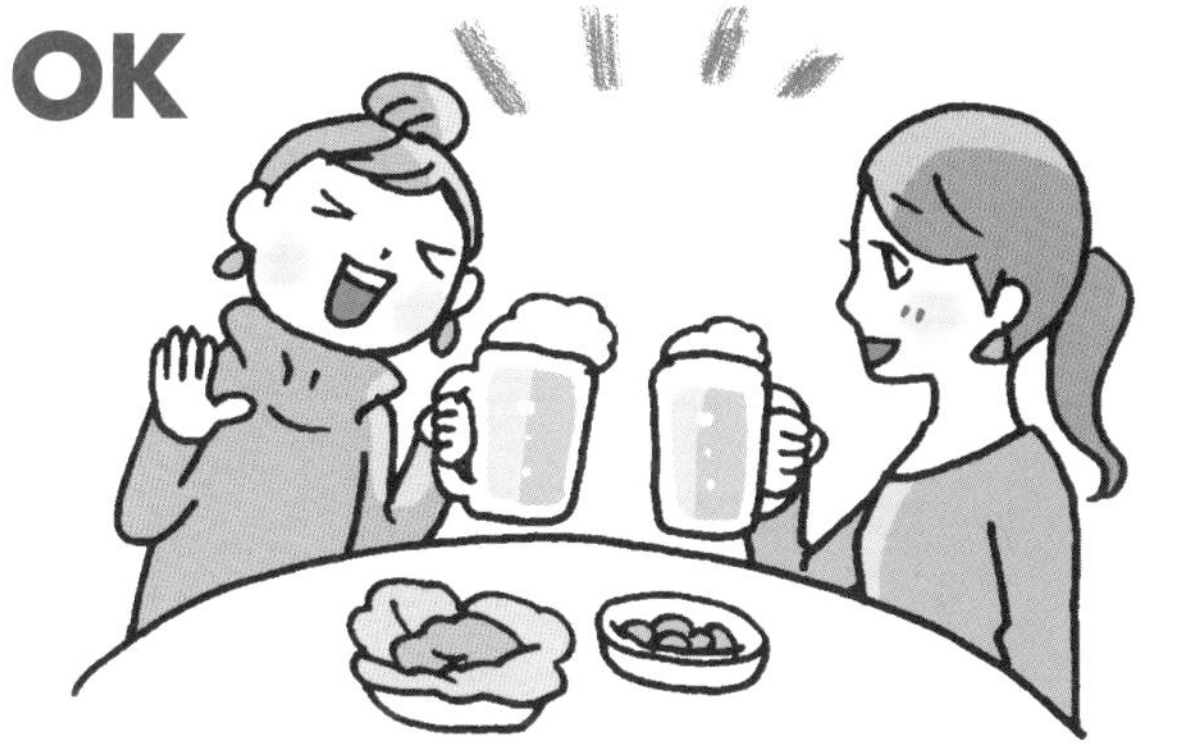

家族や友人と楽しくお酒を飲むのはOK。つまみを食べながら楽しいお酒を適度な量ならストレス解消効果も。

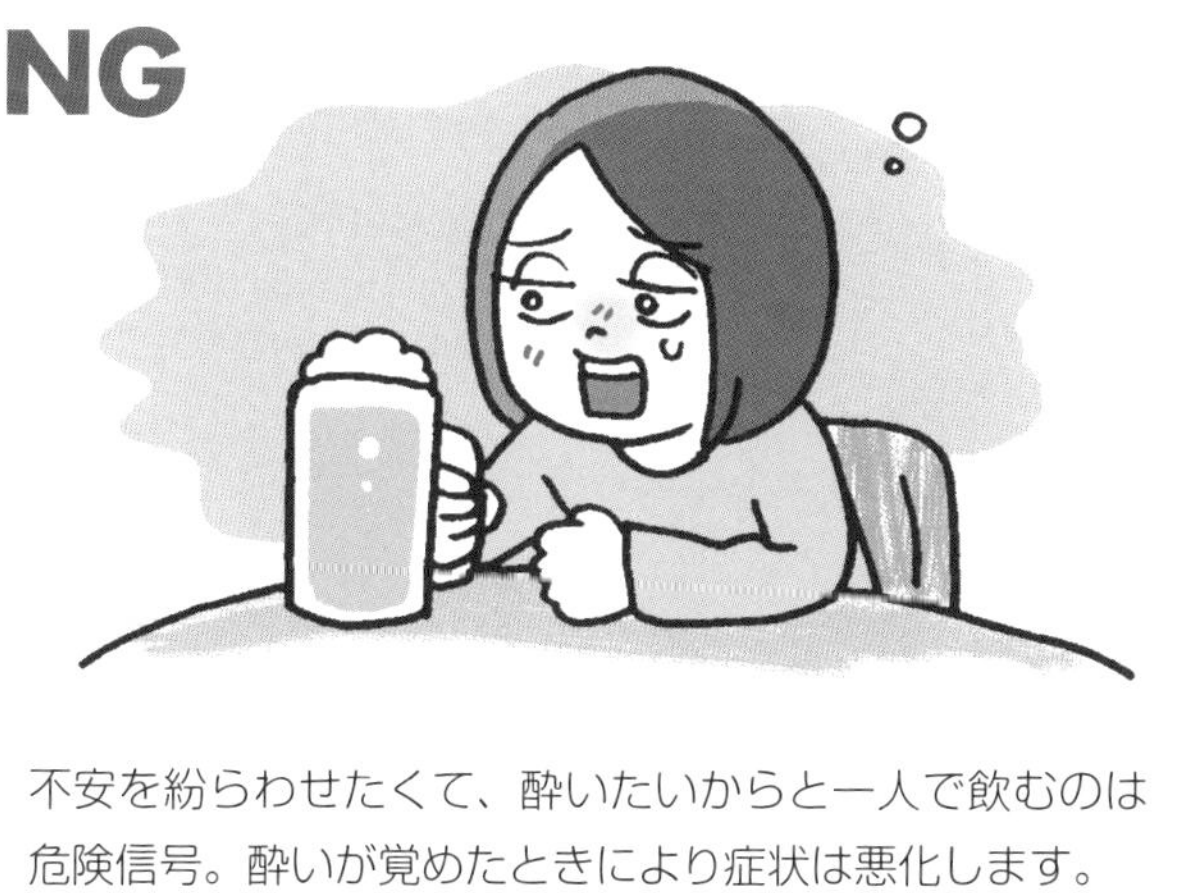

不安を紛らわせたくて、酔いたいからと一人で飲むのは危険信号。酔いが覚めたときにより症状は悪化します。

Q 毎日できることでおすすめは？

A 決まった時間に入浴すれば睡眠のリズムも整います

更年期の入浴で大切なのは気持ちを安定させ、脳への血流を促進させることです。エストロゲンには血管拡張作用があり、それが減少する更年期にはどうしても血流が悪くなりがち。そうした意味でも入浴は大切です。

まず、就寝1～2時間前の入浴はよい睡眠のためにもおすすめです。入浴によっていったん上がった体温がゆっくり下がっていく過程でスムーズに入眠できるからです。毎日同じ時間に入浴することで睡眠のリズムも整ってきます。

入浴はシャワーだけでなく39度くらいのぬるめのお湯に、15～20分つかります。ただ、長すぎて負担がかかるようなら半身浴にしたり、いったん出て、また入る分割入浴もいいでしょう。自分の好きな香りのアロマオイルを数滴たらすと、よりリラックス効果が期待できます。

（加藤礼子先生）

おすすめの入浴法

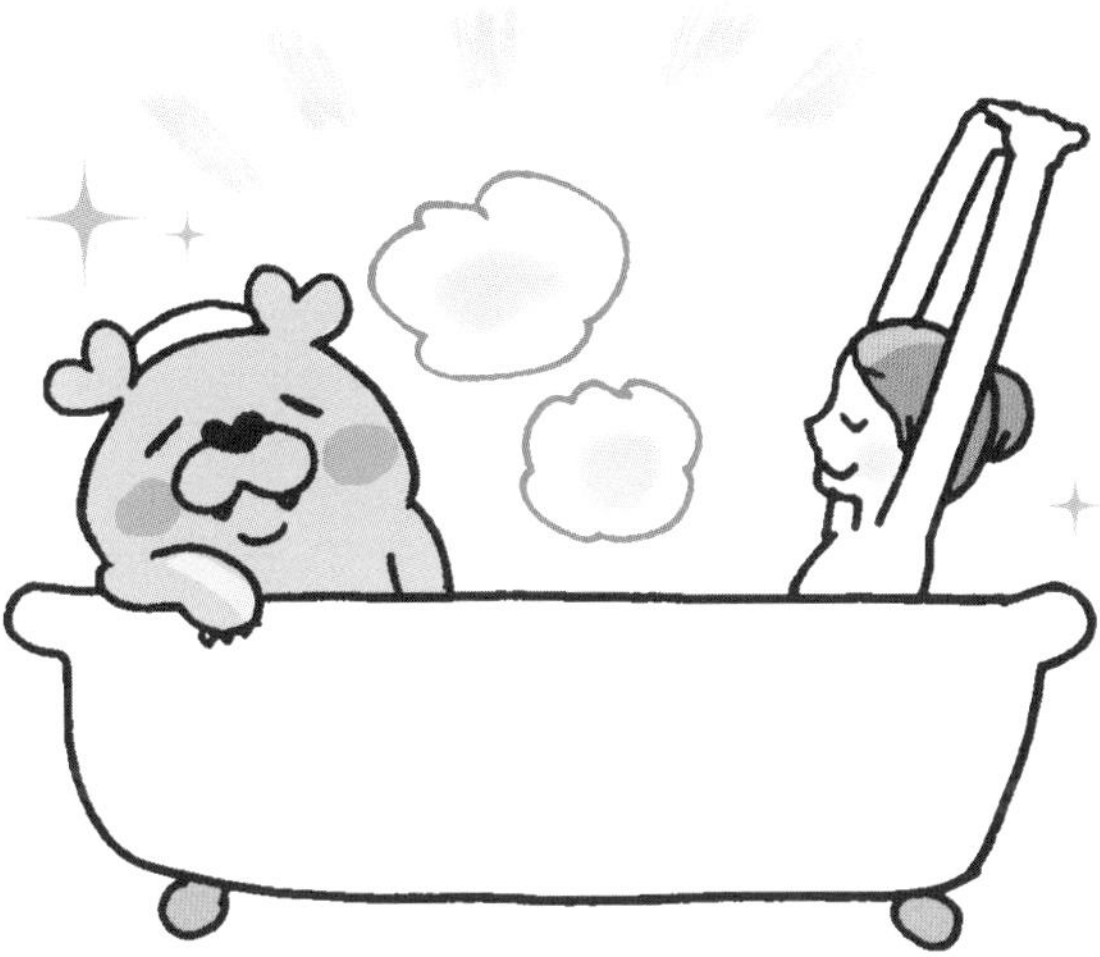

39度前後のお湯に15 ～ 20分

ぬるめの湯にじっくりつかることで血行がよくなります。半身浴が全身浴かはリラックスできる方法でOK。

熱すぎる湯温はのぼせてしまう

熱すぎる湯に長時間つかるとのぼせてしまいます。10分入浴して5分上がり、また10分つかる方法もおすすめ。

寝る時間の直前ではなく1時間前に入浴を

入浴で体が温まった状態ですぐ眠るより、お風呂から上がって1時間後に入眠したほうがよい睡眠が得られます。

お風呂の中でストレッチを

血行をよくするために、お風呂の中で首を回したり、両腕を上げて伸びをしたりするとより効果的です。

疲れをとる入浴法

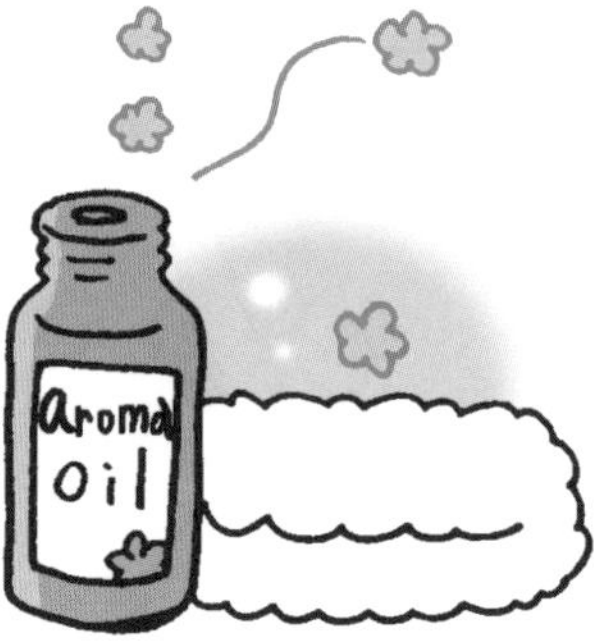

1 香り

好みの入浴剤やアロマオイルを数滴湯船にたらして。リラックスできます。

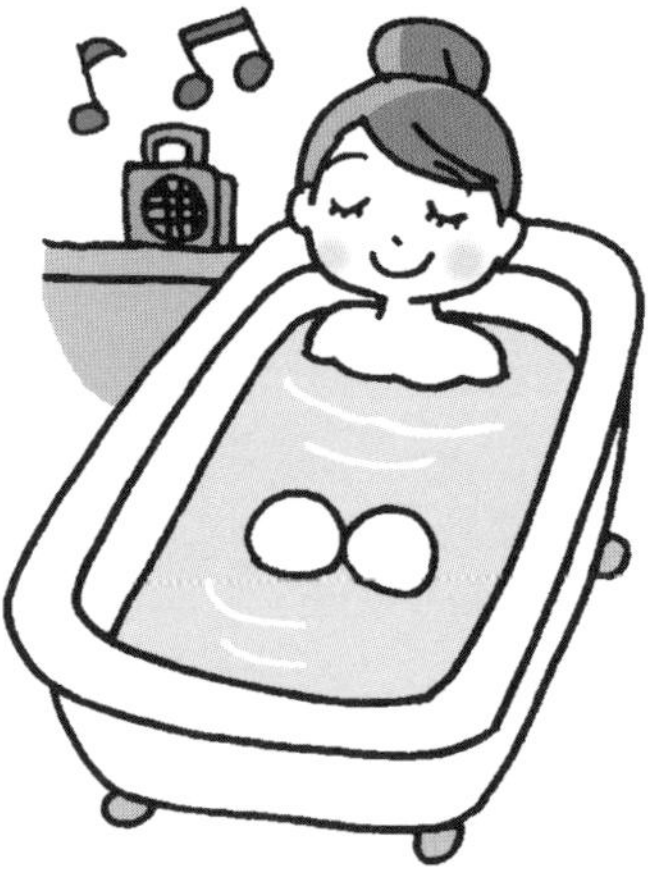

2 音楽&動画

好きな音楽を聴いたり動画を見ながら半身浴をすればリフレッシュできます。

Part 3

若さと美しさへの疑問

若い頃と比べて見た目に関するトラブルが目立つように…。
諦める前にできるケアから始めよう！

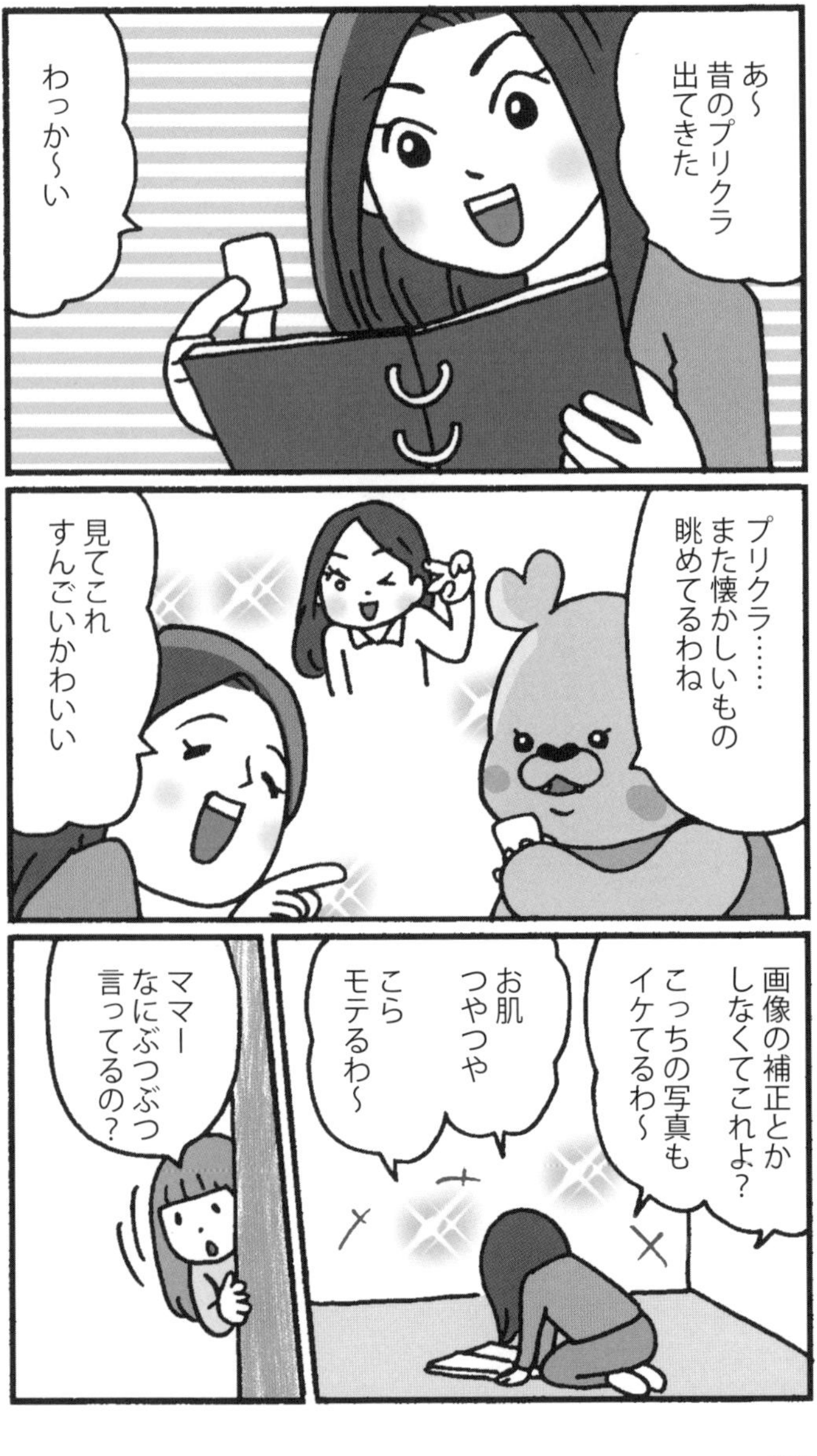
あ～
昔のプリクラ
出てきた
わっか～い
プリクラ……
また懐かしいもの
眺めてるわね
見てこれ
すんごいかわいい
画像の補正とか
しなくてこれよ？
こっちの写真も
イケてるわ～
お肌
つやつや
こら
モテるわ～
ママー
なにぶつぶつ
言ってるの？

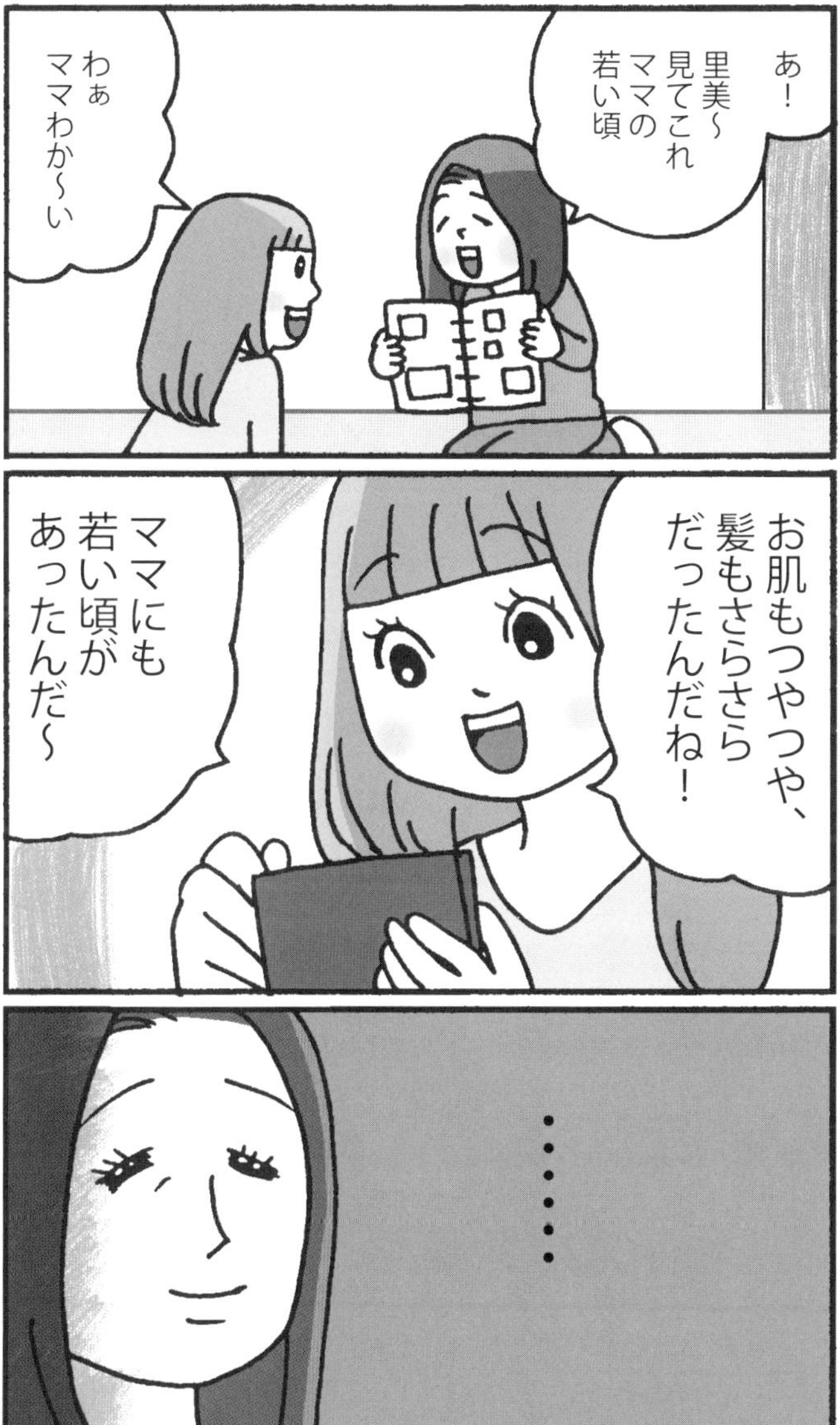
あ！
里美〜見てこれママの若い頃
わぁママわか〜ぃ
お肌もつやつや、髪もさらさらだったんだね！
ママにも若い頃があったんだ〜
……

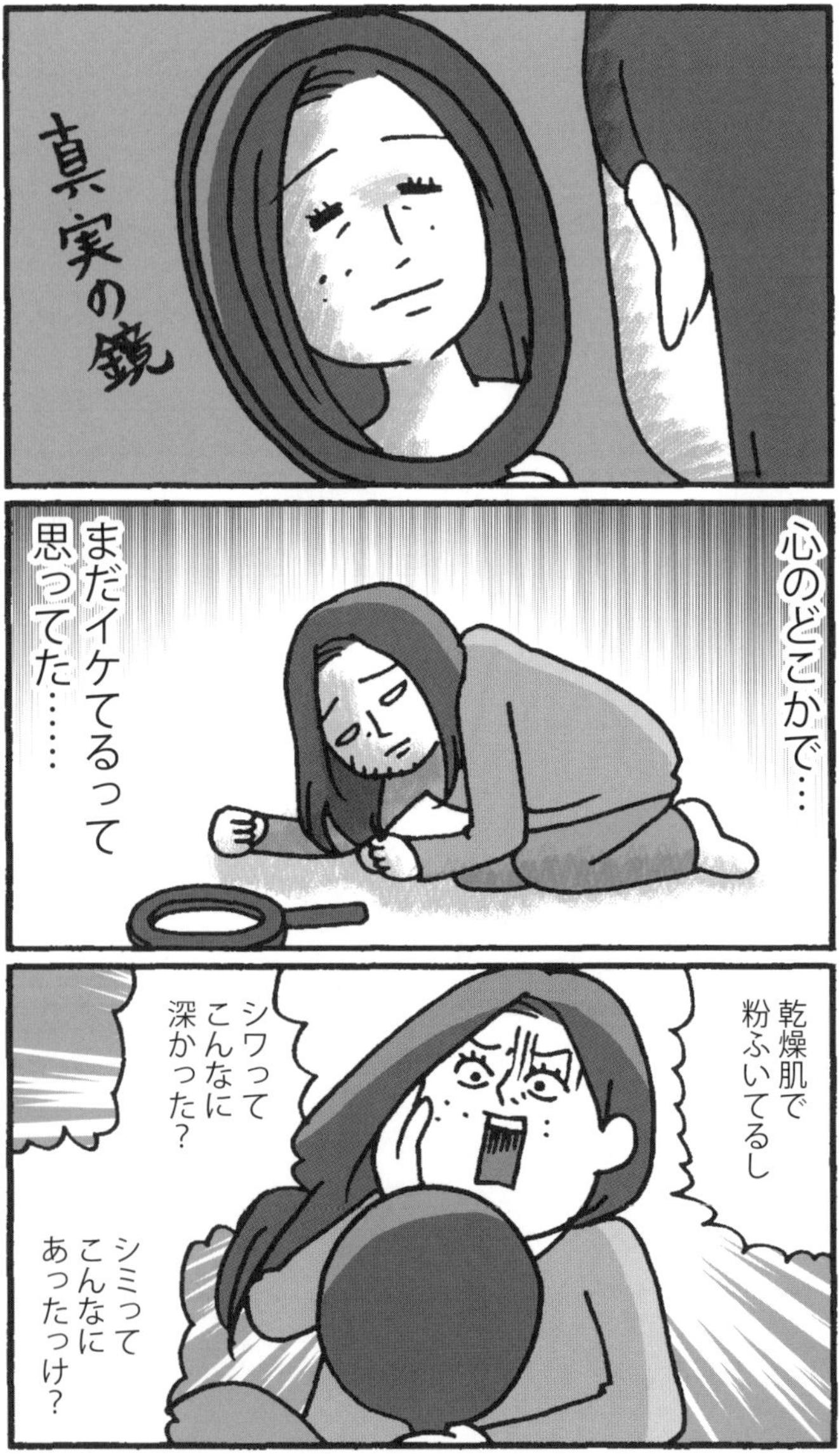
真実の鏡
心のどこかで…
まだイケてるって思ってた……
乾燥肌で粉ふいてるし
シワってこんなに深かった？
シミってこんなにあったっけ？

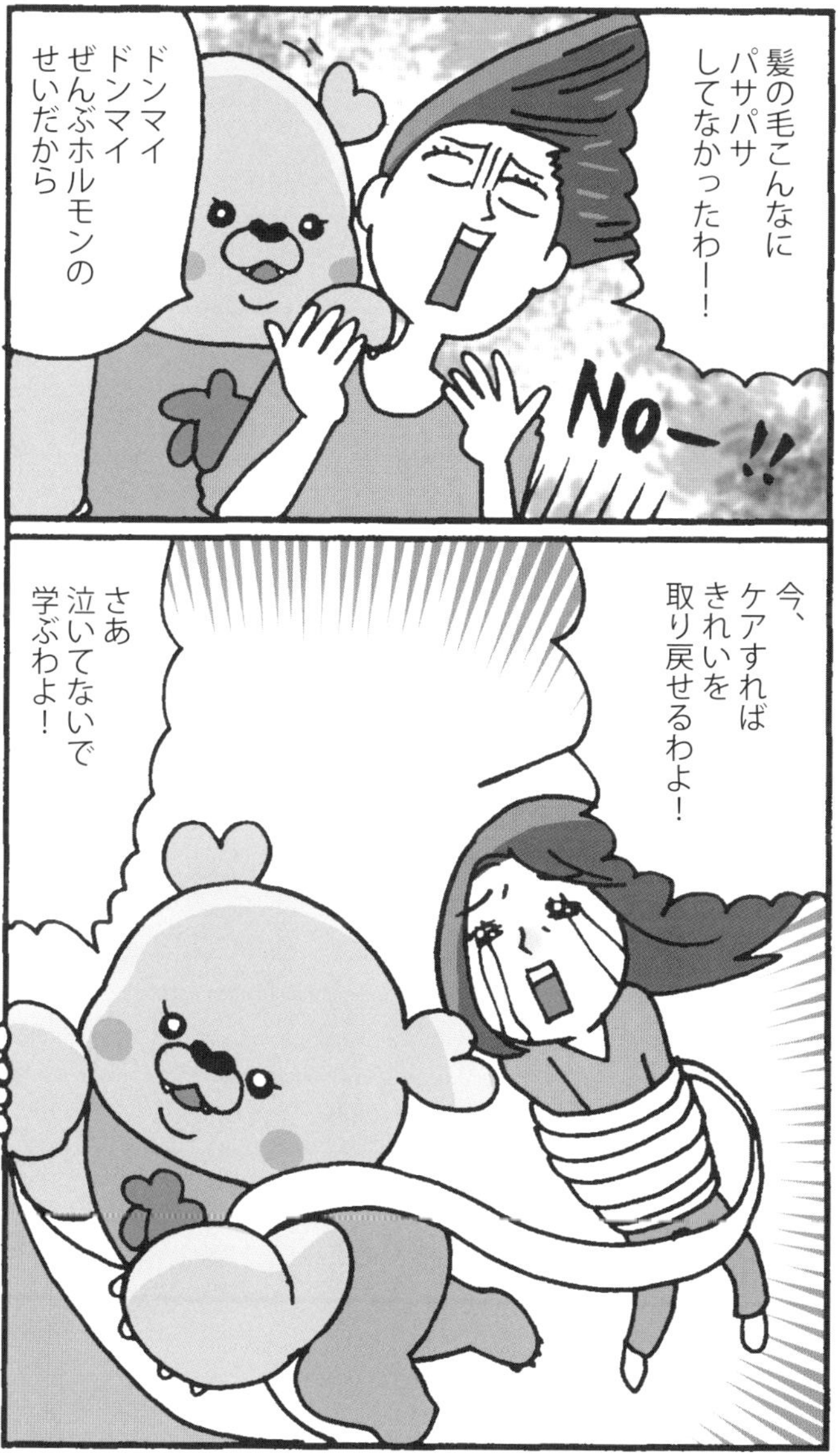

髪の毛こんなにパサパサしてなかったわーー！
ドンマイドンマイぜんぶホルモンのせいだから
No— !!
今、ケアすればきれいを取り戻せるわよ！
さあ泣いてないで学ぶわよ！

Q

若い頃に比べて肌が乾燥しやすいのはなぜ？

A

エストロゲンが減っているから

乾燥で肌が粉をふいていて、カサカサに……なんてことは40代に入ると多くの女性が経験することです。これはコラーゲンを作り出す働きのあるエストロゲンが減少することで、肌の潤いが減少することが原因です。エストロゲンの減少によって、肌の表皮の奥、真皮部分にあるコラーゲン、ヒアルロン酸も減るので、肌の弾力も失われます。また、肌を守り、潤いをキープしていた肌表面の角質層も薄くなります。

乾燥は放っておいてはいけません。ホルモン補充療法も効果的ですが、お手入れも大切。化粧水や乳液を、パパッと数秒で済ませていませんか？　時計を見ながら5～10分かけて、スキンケアをしてみてください。肌のもちもち感が変わってくるはずです。

また、洗顔するときはゴシゴシと力任せに洗うのではなく、汚れを浮かし出すようにふわっと洗ってください。

（吉川千明先生）

肌を乾燥から守る生活習慣

NG

- ゴシゴシ洗う
- 紫外線対策をしない
- 水分保湿オンリー
- 睡眠不足
- 無理なダイエット
- 運動不足

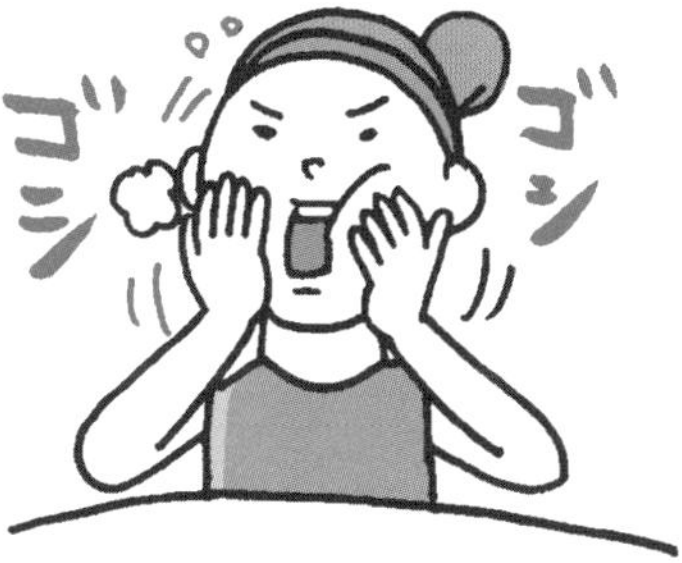

洗顔をするときに力任せに洗ったり、紫外線対策を全くしなかったりと肌を気遣わないと、乾燥はどんどん悪化してしまいます。

OK

- 洗顔は丁寧に
- 水分＋油分でケア
- バランスのよい食事をとる
- よく眠っている
- 紫外線対策バッチリ
- ウォーキングやヨガをしている

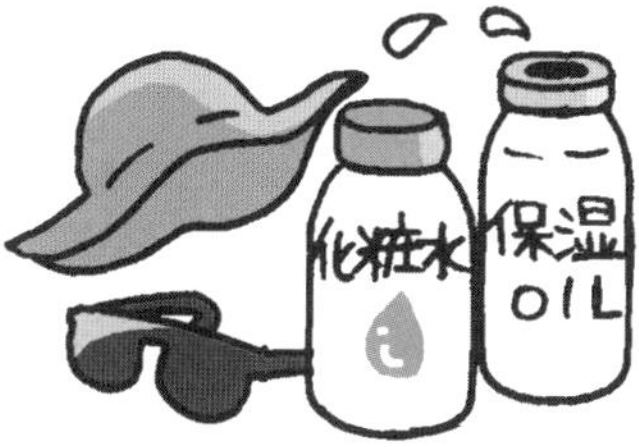

乾燥から肌を守るためには、自分の肌に丁寧に向き合ってケアすることが大切。スキンケアをしっかりするほか、食事や運動にも気を遣って。

Q シミが増えたような気がします

A 紫外線対策は徹底的に

更年期中にできるシミには、紫外線の影響でできる「老人性色素斑」と女性ホルモンのバランスが乱れることでできる「肝斑」の2種類があります。老人性色素斑は20～30代でもできる一般的なシミですが、年齢を重ねるにつれてどんどん濃くなります。一方、肝斑は更年期中に加えて妊娠中など、ホルモンバランスが大きく変化するときに発生することが多く、両頬に左右対称でできるのが特徴です。

肝斑はストレスや紫外線のダメージが原因で悪化することがあります。そのため、どちらのシミも紫外線対策は手を抜かずにしっかりするべきです。日焼け止めは夏だけでなく、一年中塗るようにし、特に日焼けしやすい部分はこまめに塗り直しを。シミの元になるメラニンが過剰に作られるのを抑えて肌荒れを予防するビタミンCを食品やサプリメントで積極的に摂るのも効果的です。

（吉川千明先生）

大人の紫外線対策

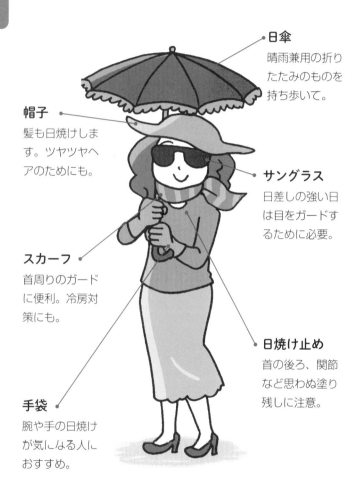

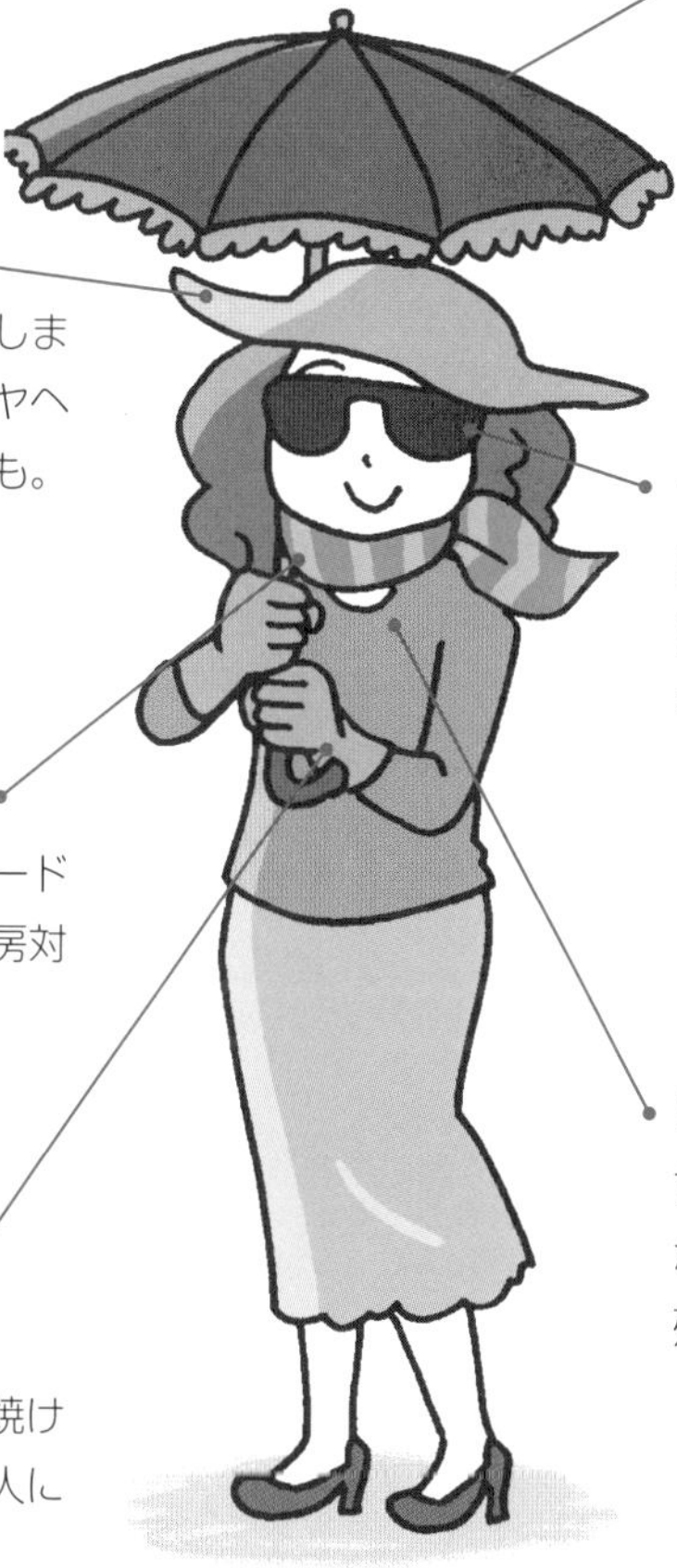
日傘
晴雨兼用の折りたたみのものを持ち歩いて。
帽子
髪も日焼けします。ツヤツヤヘアのためにも。
サングラス
日差しの強い日は目をガードするために必要。
スカーフ
首周りのガードに便利。冷房対策にも。
日焼け止め
首の後ろ、関節など思わぬ塗り残しに注意。
手袋
腕や手の日焼けが気になる人におすすめ。

更年期中にできるシミ

老人性色素斑《ろうじんせいしきそはん》

これまで浴びてきた紫外線の積み重ねによってできます。年齢を重ねるにつれて、若い頃より濃くなる傾向があります。

- 若い頃より濃くなった
- 大きさは数ミリ～数センチ
- 顔中さまざまな部分にできる

対策

紫外線対策を徹底的にすることで悪化を防ぎます。ちょっとした外出でも、くもりの日でも紫外線対策を万全に。シミの原因である黒色メラニンを元に戻す作用のあるビタミンCを摂ったり、美白効果を謳ったコスメを使うと◎。

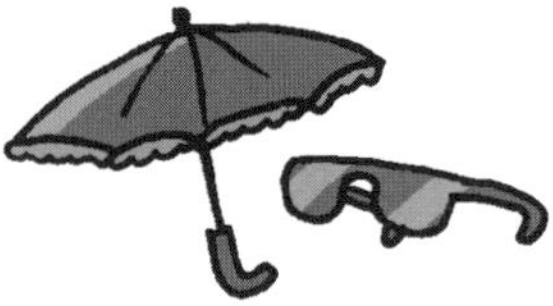

肝斑《かんぱん》

女性ホルモンの乱れによりできます。両頬に左右対称でできるのが特徴。更年期以外にも妊娠中など女性ホルモンが乱れるとできやすいです。

- 30～40代にできた
- 両頬の下に左右対称にある
- 円形ではなくもやっと広がっている

対策

睡眠をしっかりとるなど、ホルモンバランスを整えることが何より大切。また、紫外線を浴びると悪化するので紫外線対策も必要です。刺激により悪化するのでこすらないこと。ビタミンCやトランサミンなどの美白剤やサプリメントが有効です。

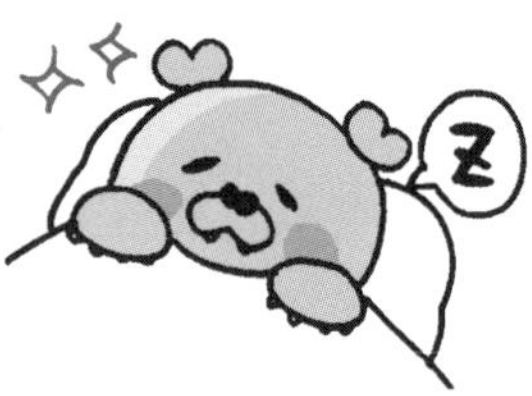

Q 肌が敏感になった気がします

A 化粧品を見直して大人用に

敏感肌になるのは、エストロゲンの減少によって肌表面の角質層が薄くなり、また肌のハリや潤い、弾力も失われてきたことが原因です。

まずは普段使っているアイテムを見直しましょう。何を使っても同じだと安いものを選んでいた人は、少しランクを上げ、敏感肌用で保湿を重視した化粧品を使ってみてください。高い安いだけでは決められませんが、信頼できる会社のものを選んでください。敏感になっているときは、あれやこれや使わずアイテム数を減らし、ケアをシンプルにすることも大事です。肌を刺激するピーリングも避けましょう。

またダブル洗顔にも注意。クレンジングをして、更に洗顔料で顔を洗っている人が多いのですが、これは洗いすぎ。クレンジングの時点で化粧も汚れも落ちています。紫外線にも注意して、こまめに日焼け止めを塗ってください。

（吉川千明先生）

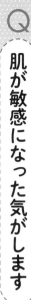

Q

肌の色がくすんだ気がします

A くすみは取れません。潤いを与えてください

肌のくすみは、周りから「なんだか最近疲れてる?」などと言われて、気づくケースも多いようです。そもそもくすみは、エストロゲン低下による乾燥から角質層の水分量が失われ、透明感がなくなることで起こります。野菜や果物が新鮮なうちは色ツヤがいいのに、鮮度が下がり、乾燥すると色ツヤがなくなるのと同じです。

くすみが気になると、一生懸命洗ったりピーリングをしたりして取ろうとする人が多いのですが、これはNG。くすみは取れるものではありません。くすみは「取る」のではなく、「潤いを与える」のが正しいケアの仕方。更年期の肌は角質が薄くなって、ただでさえ敏感になっているので、間違った刺激を与えるのは肌によくありません。洗顔後は化粧水でしっかり潤いを与え、水分を逃さないよう乳液やクリームでふたをしましょう。

(吉川千明先生)

くすみは水分も油分も足りないから！

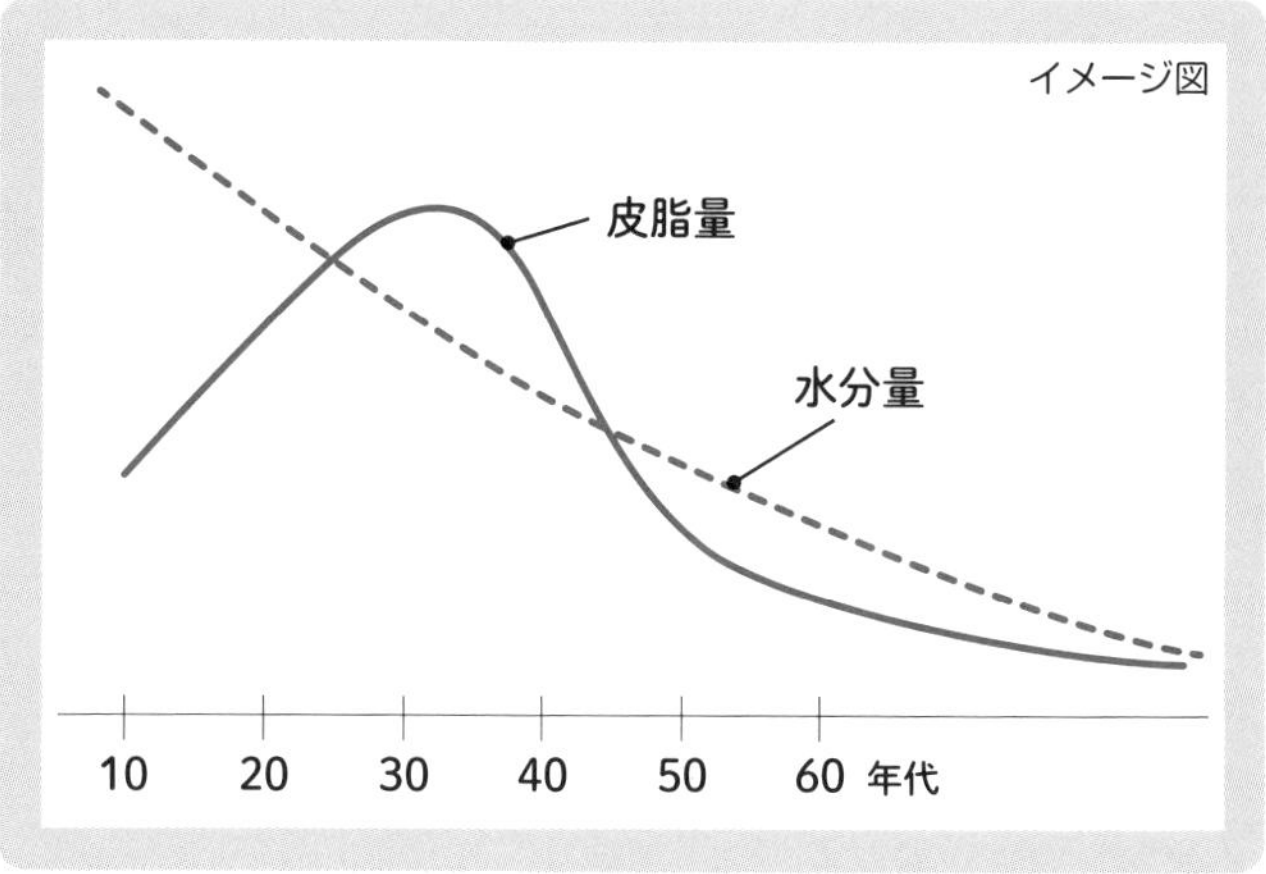

上を見てもわかるように、肌の水分量や皮脂量は35歳を機にどんどん減ってしまいます。加えてエストロゲンの低下によって、肌のハリを保つコラーゲンなどが失われることで、さらに肌に乾燥トラブルが起こります。

下地も有効！

更年期のくすみにファンデーションを厚塗りするとかえって老けて見えてしまいます。そこで有効なのがファンデーションの前に肌色を明るくする効果のある下地を塗ること。「日焼け止めだけで十分！」なんて人もいますが、下地は肌の色を補正してくれる役割があります。自然な透明感を出すことができるので、くすみに悩んでいる人には必須のアイテムです。

Q

吹き出物ができやすくなりました

A

皮脂対策だけでは治りません

吹き出物は、ストレスや疲れ、食事の偏りなど体調不調が原因でできます。更年期を迎えると、エストロゲンの分泌が低下することで肌が乾燥し、毛穴が硬くなるため皮脂が詰まりやすくなり、吹き出物ができやすくなるのです。若いときのニキビとは違って、皮脂対策をするだけでは吹き出物はなかなか治りません。保湿して乾燥を防ぎ、食事や睡眠など生活習慣を改善して、体の内側から治していくことが大切です。

体も疲れやすいこの時期。しっかり睡眠と休養をとり、疲労回復と脂質の代謝をコントロールする働きのあるビタミンB群、免疫力を高め、コラーゲンの生成を助けるビタミンCを積極的に摂取します。サプリメントで手軽に補っても◎。また、ハトムギは体の毒素を流してくれる働きがあり、吹き出物にもシミにもおすすめ。お米に混ぜてハトムギご飯にして食べるとよいでしょう。

（吉川千明先生）

Q 全身がかゆくて仕方ありません

A お風呂はぬるめに

更年期中はエストロゲンの低下による肌の乾燥から、かゆみに悩まされる人は多いようです。肌も粘膜も弱くなるため、お風呂で温まった後や下着などの肌に触れるちょっとした刺激で、全身がかゆくなってしまうことも。そのまま**かきむしると、かゆみを引き起こすヒスタミンという物質が分泌され、負のループに**……。**入浴する際は、湯温はぬるめに設定**し、体を洗うときは優しく丁寧に、洗いすぎないように注意します。入浴後はボディクリームやオイルなどで必ず保湿することを忘れずに。このときも香料を使っていないものや、保湿重視の敏感肌用のものを選ぶとよいでしょう。また、肌に直接触れる下着は素材にこだわり、縫い目やタグなどがないものを選びましょう。シルクやコットンなど、自然素材がおすすめです。

（吉川千明先生）

Q

年齢を重ねたらシワは仕方ないですか？

A お風呂上がりにマッサージを

40代以降になると、コラーゲンが少なくなるうえに、その質も硬く柔軟性がなくなって肌の弾力性が失われます。それで、笑ったときのシワや眉間に寄せたシワなどの表情ジワが戻らなくなっていきます。加えて、エストロゲン減少による肌の乾燥で、浅いシワも放っておくとどんどん深くなっていきます。保湿をしっかりするとともに**クリームなどを塗って肌を柔らかくすることがポイント**です。

マッサージもおすすめです。クリームやオイルを塗って、摩擦が起こらないように。気になる部分を顔の中央から外側へとマッサージするだけでOK。とても簡単なので、スキンケアのついでに行ってみてください。お風呂上りなどに、自分の肌にちょっとだけご褒美をあげる気分でお手入れすれば、1年後、10年後の肌が変わってきます。

（吉川千明先生）

シワやたるみはマッサージでケア
クリームやオイルを使おう

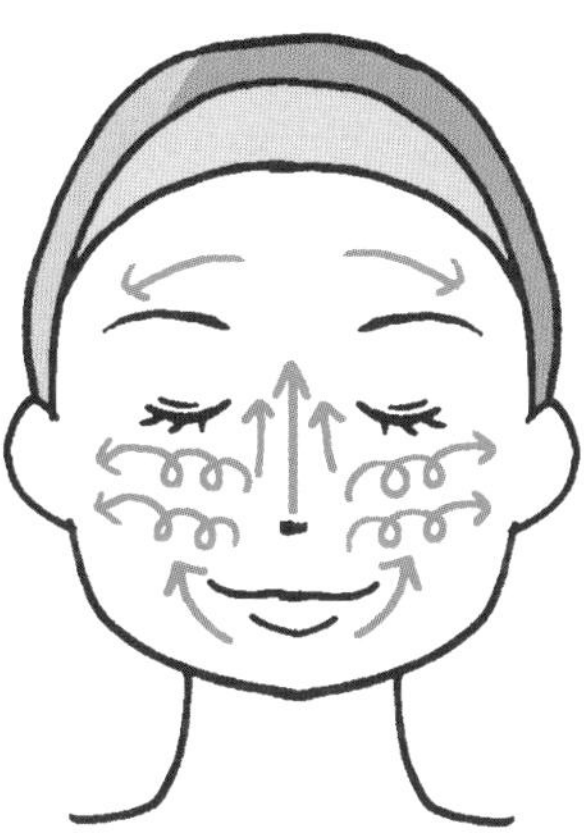

①額の中央からこめかみに向けて広がるように

②目の周りは目を囲うように目の上、下を内側から外側に向けて

③鼻周りは鼻の脇と鼻筋を下から上へ

④口周りは口角をあげるように下から上へ

⑤頬は頬骨のあたりからこめかみへと、口角から輪郭の外側に向けて、螺旋状にマッサージ。

口を「お」「わ」の形にする表情筋のマッサージも◎

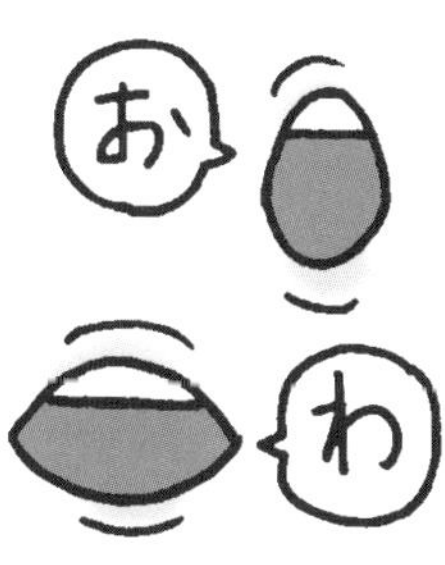

Q

目の下のクマが若いときよりひどくなりました

A

よく眠るのが一番の対処法

クマができると、顔色が悪く疲れて見えるので、老けた印象に見られがち。睡眠不足、パソコンの使いすぎなどが原因で血流が悪くなると血液が黒ずんできます。それが透けて見えるのがクマです。また、更年期にはホルモンバランスが乱れ、血流が悪くなるため、クマが目立ちやすくなります。

セルフケアとしてまず一番大切なのは、しっかり睡眠をとって血行を促すこと。寝る前などに目の上に温湿布や温かいタオルを当てるのも血行がよくなります。温湿布などを当てた後は、目の周りをマッサージするのもおすすめ。手にクリームやオイルをつけて、くるくると円を描くようにマッサージすると血行が促進され、クマが目立たなくなります。目元は敏感な部分なので、メイクを落とすときはゴシゴシこすらず、丁寧に落としましょう。

（吉川千明先生）

クマ別対処法

黒クマ

原因

- 加齢によるたるみ
- 肌の水分不足
- 表情筋の衰え

保湿で乾燥ケア

美容クリームやアイクリームを使って目元を重点的に保湿しましょう。目元の表情筋が衰えているのも原因なので、目を見開いたり閉じたりして表情筋を鍛えるのもよい方法です。

青クマ

原因

- 睡眠不足
- ストレス
- 冷え性

血行を改善する

十分な睡眠をとるほか、温湿布を使うのも効果があります。ホットアイマスクやホットタオルなどで睡眠前にリラックスしましょう。血行をよくする大豆製品や青魚を摂るのも◎。

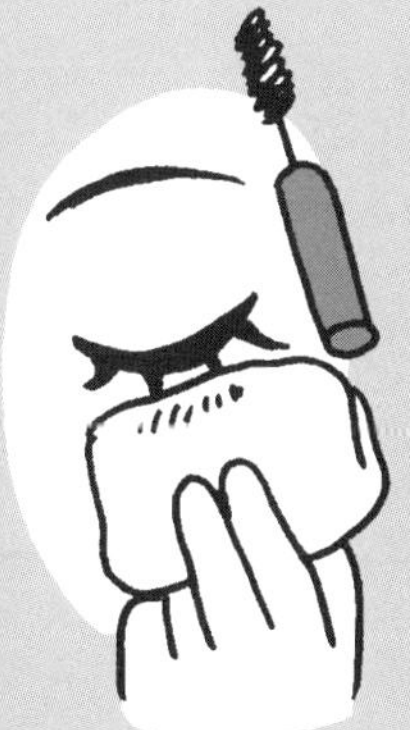

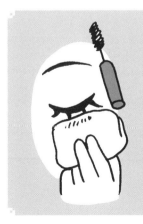

アイメイクは丁寧にオフ

アイライナーやマスカラなどウォータープルーフのものはなかなか落ちません。アイメイク用のメイク落としを使い、ゴシゴシこすらず、ソフトに優しく落としましょう。

Q

気がつくと爪が割れています

A お風呂上がりに爪切りを

大人の爪は割れやすく弱いもの。ただ、爪切りが爪に大きな負担をかけると知っていても、爪切りの代わりに爪やすりを使うのは面倒ですし、プロでなければ上手に使うのは難しいものです。

おすすめなのは、風呂上がりに爪を切ること。入浴後は爪はふやけて柔らかくなっているので、爪に負担をかけることなく切ることができます。もし日中に切りたいならば、洗面器に湯を張って手や足をつけ、ふやかしてから切るようにしましょう。使う爪切りもできるだけ質のいいものを選ぶことをおすすめします。

また、風呂上がりに全身にボディクリームやボディオイルを塗るついでに指先まで保湿すると、血行がよくなって乾燥が解消されます。余裕のある日には時間を見つけて、ハンドマッサージをしてもいいですね。

（吉川千明先生）

爪切りは温めてから

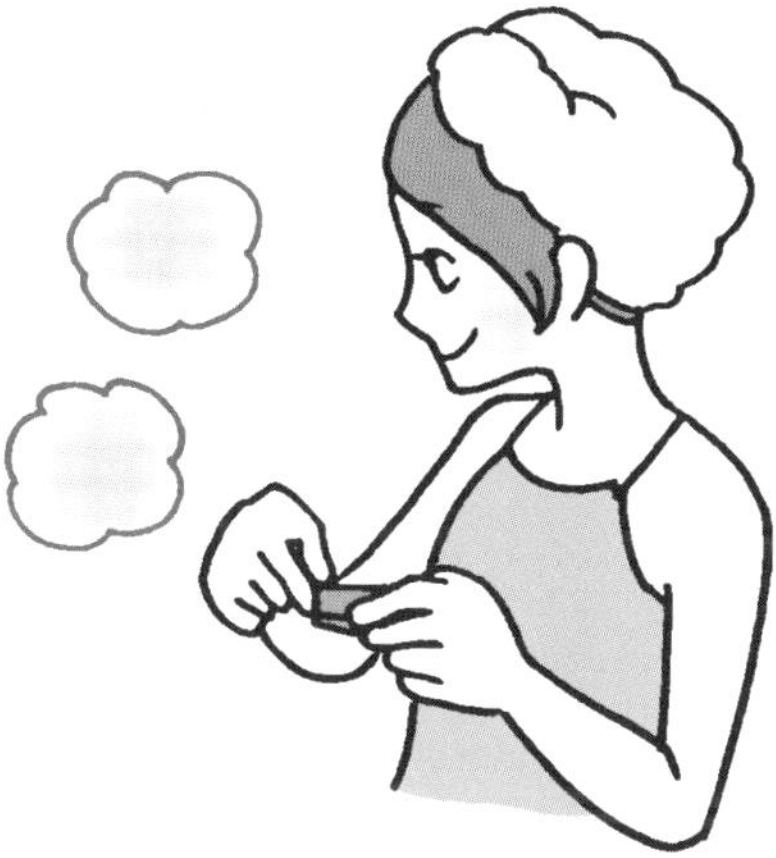

よい爪切りで切る

風呂上がり、爪が柔らかい状態になっているときに。爪切りは質の高い、刃の部分の切れ味がよいものを選んで。

ハンドマッサージ

1 ハンドクリームを手全体につけます。

2 爪の根元に潤いが行き届くように、指の根元から指先に向けて一本ずつマッサージします。

ベースコートは大切

マニキュアやペディキュアをするのは自由ですが、その場合ネイルケアのためのオイルやクリームを塗って爪をしっかりケアしてベースコートを塗ってからにしましょう。

Q メイク用品の選び方を教えてください

A ミネラル系がおすすめ

肌は使用したものの影響をストレートに受けます。40代以降は肌トラブルを起こすことが多いので、少しでも肌にとって優しいものを使うのがいいと思います。

中でも私がおすすめするのは、ミネラル系の化粧品です。化粧品は、昔は合成物質ばかりでしたが、今はナチュラルコスメやオーガニック系のものがどんどん増えています。ミネラル系の化粧品は、天然の鉱物を原料としていて石油系界面活性剤や合成防腐剤、タール色素などが含まれていないのが特徴です。何と言っても肌に優しく、負担がかからないのが最大のメリットで、クレンジングではなく石けんで落とすことができます。だからといって、カバー力が劣るということはなく、紫外線もきっちりガードできるものがほとんど。加えて、メイクしている日中も肌に負担がかからないので、肌質改善にもつながります。

（吉川千明先生）

ミネラル化粧品がよい理由

1 石けんで落とせる

クレンジングは使わず、石けんできれいに落とせるので負担がかかりません。

2 紫外線をカット

天然鉱物であるミネラルの中には紫外線を反射するものがあり、きちんとカットできます。

3 肌荒れしない

天然鉱物を使っているため、合成界面活性剤や防腐剤を使わず肌に優しい。

4 1日中スキンケアタイム

肌への負担が少なく、植物美容液成分が入っているため、日中もスキンケアタイムに。

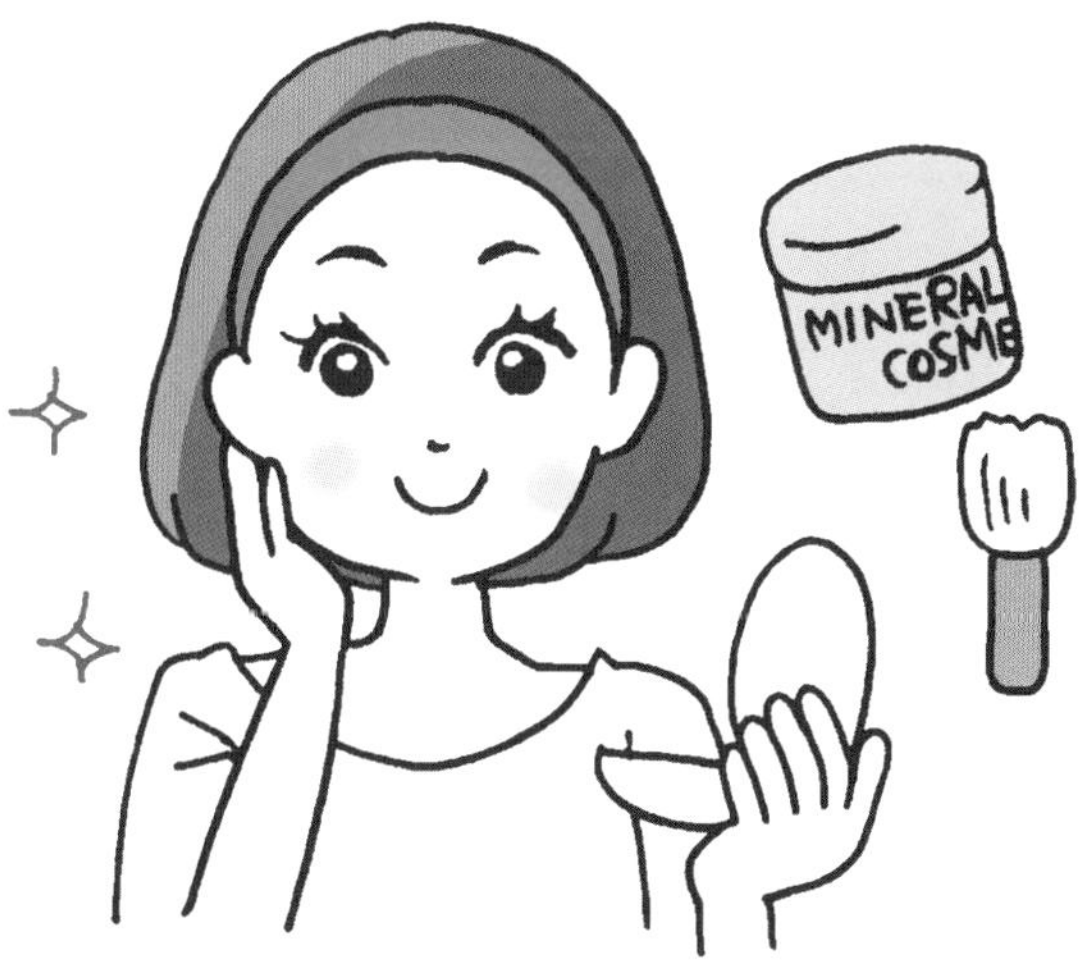

Q
薄毛が気になります

A シャンプーのときに地肌マッサージを

薄毛は、エストロゲンの分泌が減少することで、頭皮の血行が悪くなることが原因です。例えるなら、頭皮は髪が生まれてくる大地のようなもの。よい土でなければよい作物ができないように、頭皮が血行不良になると、髪の成長を促進する毛母細胞に栄養が行き渡らなくなるため、髪の毛一本一本が細くなります。その結果、ボリュームがなくなり、ツヤのないパサパサの残念な見た目になってしまうのです。

頭皮は肌と同様に、使うものの影響を大きく受けるので、使用するシャンプーやコンディショナーには若いときより少しだけお金をかけてみてください。頭皮用のマッサージオイルも出ているので、シャンプーのついでに週に1回でよいのでときどきマッサージをして、頭皮に酸素と栄養を送ってあげましょう。また、シャンプーするときは地肌をマッサージするように洗うと頭皮の血行が改善します。

（吉川千明先生）

髪を傷めるNG習慣

- ✕ダイエットや偏食
- ✕タバコ
- ✕多量の飲酒
- ✕ストレス
- ✕睡眠不足
- ✕紫外線を浴びる
- ✕毎日髪をしばる

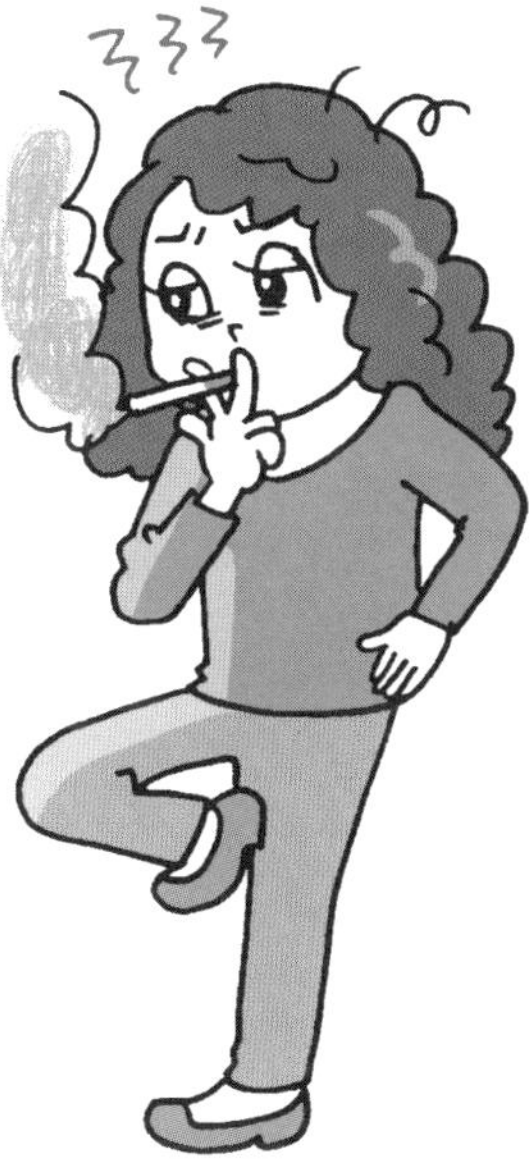

頭皮マッサージを

頭皮全体を指の腹を使ってほぐします。次に後頭部、側頭部、こめかみ、生え際をそれぞれ頭頂部に向かってまんべんなくほぐします。最後に頭頂部を軽く指圧します。シャンプーのときに意識して行いましょう。

Q

若い頃よりくせ毛が気になります

A ドライヤーは根元をまず乾かして

髪にくせやうねりが出るのは、女性ホルモンの減少が影響しています。傷んでしまった髪は栄養を与えてケアすることが大切。髪に必要な良質なタンパク質を摂取して毛根に栄養を運ぶほか、ブラッシングも頭皮の血行改善に効果があります。

髪が傷むもうひとつの原因、それは紫外線です。実は**肌だけでなく、髪も日焼けします！**　紫外線は、髪のタンパク質を酸化させる原因のひとつ。髪の表面を覆うキューティクルがダメージを受けることで、パサパサの髪になってしまいます。**外出の際は、帽子や日焼け止めスプレーをする**ことを忘れずに。

カラーリングやパーマも髪にダメージを与えるので質のよいものを選び適切に行うこと。頭皮を傷めないカラートリートメントの使用もひとつの手。また、ドライヤーは、まず根元を乾かすとくせが出にくくなります。

（吉川千明先生）

白髪染めQ&A

Q 自宅 or 美容院？

A 自宅でセルフで染めるほうがコスパはいいかもしれません。でも、セルフできれいに染めるのはなかなか難しいですし、頭皮への負担も大きいのでできれば美容院がおすすめ。セルフで染めるなら、その後にトリートメントを。

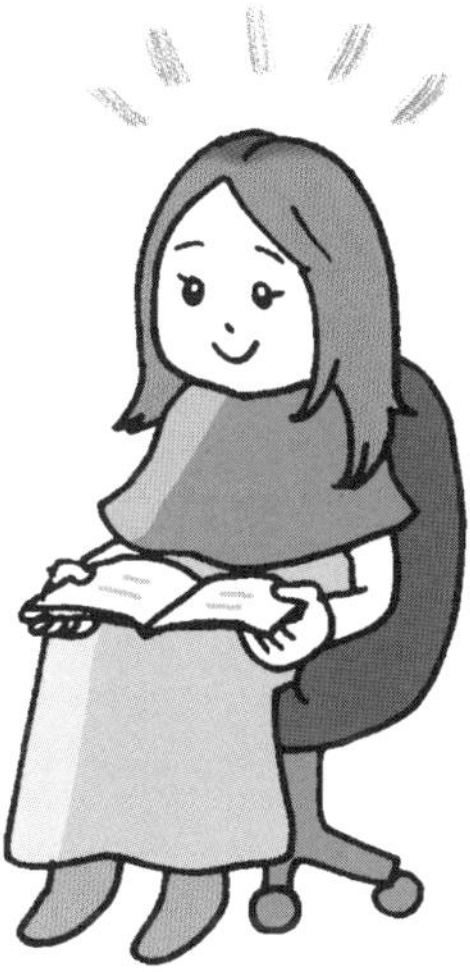

Q ヒリヒリするならやめる？

A ヒリヒリしてしまうのは白髪染めに含まれるオキシドールやジアミンに地肌がアレルギー反応を起こしているため。頭皮を傷つける原因になるので、ヒリヒリした痛みを感じたら使用は控えましょう。

カラートリートメント

トリートメント効果があり、髪を傷めずに安心して使用することができます。週一回くらいの頻度で使うとナチュラルに染まります。乾燥した髪に使うタイプならカバー力も期待できます。

Q
以前より歯が黄ばんでいます

A
濃いものを飲んだらうがいを

歯の黄ばみには3つの原因があります。まずひとつ目は、加齢によるものです。年齢を重ねると、歯の表面を覆っている半透明の白色物質「エナメル」が摩擦によって薄くなり、結果、歯の内側にある黄色がかった「象牙質」が透けて見えるのです。ふたつ目はコーヒーなどの飲食物、タバコなどの嗜好品による着色汚れによるもの、3つ目は歯石や虫歯、歯周病などによるものです。

加齢による歯の黄ばみは、歯の表面ではなく内側の色が原因なので歯磨きなどでは解決しません。**専用薬剤を使ったホワイトニング治療できれいになります。**そのほかの黄ばみはホワイトニング用歯磨き粉を使うなど、セルフケアで解決できます。口内環境の改善のためにも柔らかい歯ブラシで歯茎マッサージをしたり、電動歯ブラシで磨いたりと丁寧な歯磨きをするといいですよ。

（吉川千明先生）

黄ばみをなくす方法

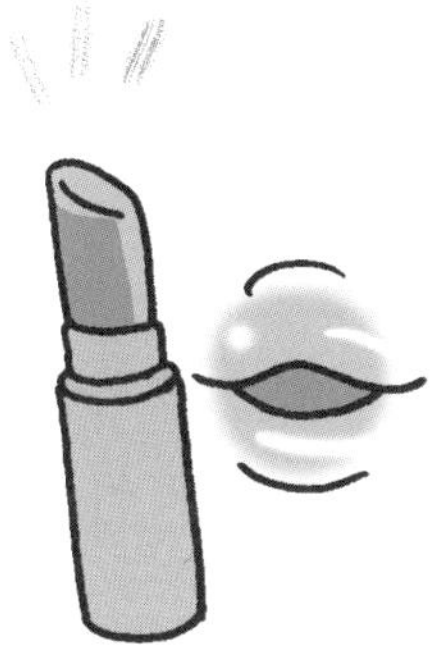

コーヒーやワインの後はうがい

色の濃い飲み物を飲んだら、色素が沈着する前にぶくぶくうがいを。

リップを工夫

ベージュやオレンジ系リップは相対効果で歯が黄ばんで見えます。

綿棒＋歯磨き

綿棒に歯磨き粉をつけて磨くと、歯ブラシで磨くよりきれいになります。

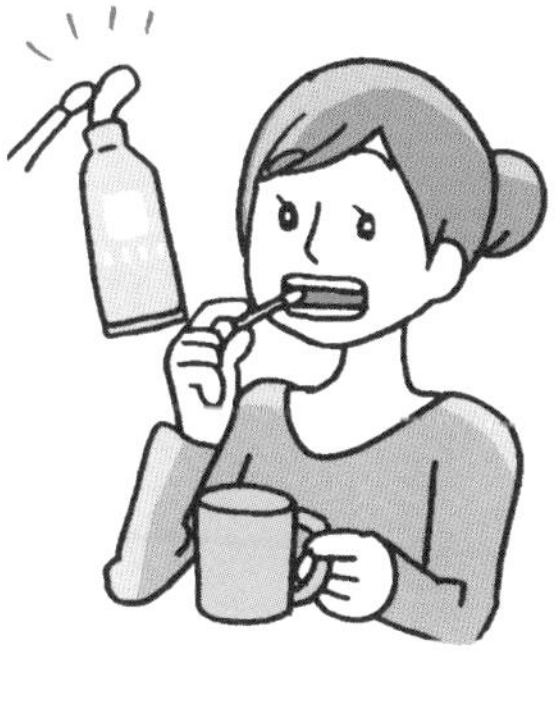

Q 口臭がひどくなりました

A 口の中を潤すことが大切

40代以降に口臭がひどくなったという場合、ドライマウスが原因なことが多いよう。ドライマウスは粘膜を保護し潤いを保つエストロゲンの減少で、唾液の分泌量も低下するため起こります。肌が乾燥するように口の中も乾燥するのです。

対策としては口内環境をよくすることが一番。唾液の分泌量を増やすために、食事するときはよく噛むことを意識します。考えただけで唾液が分泌されるレモンや梅干しなどの酸っぱい食べ物ももちろんおすすめです。加えて口の中を潤すために、水分をこまめに補給しましょう。歯磨きは時間をかけて丁寧に。デンタルフロスやマウスウォッシュの使用、半年に一度は歯科でのクリーニング、歯石除去もおすすめします。

このようなケアでも治らない場合は口腔外科や歯医者の受診を。歯槽膿漏などが原因の場合、早めの対処が老齢期の歯の残存数を左右します。

(吉川千明先生)

口臭対策

1 まず水を飲む

2 よく噛んで食べる

3 ガムを噛む

4 デンタルフロスを使う

5 舌や歯茎をちゃんと磨く

6 口呼吸をやめる

7 半年に一度は歯科検診を

口の中を潤して

口臭を予防するためには、水分をこまめにとったり唾液の分泌を促したり口の中を潤して口内環境を改善することが大切です。

口腔内の清潔を保つ

更年期は歯周病が進行しやすい年齢なので毎日の歯磨きを欠かさないようにしましょう。定期的に歯科医院に通い、歯のクリーニングを行うことで口臭の予防になります。

Q 若いときに比べ、なかなかやせません

A ダイエットしすぎは危険

「食べる量は変わらないのに太りやすい」「ダイエットしてもなかなかやせない」と悩む方は多いですが、歳をとって太りやすくなるのは当たり前。エストロゲンの減少と加齢によって代謝が落ち、エネルギーを消費することが難しくなるのです。また、倦怠感などから運動をしなくなったり、ストレスによって過食してしまったりと太る原因はさまざまです。

まず糖質を食べる量を減らしましょう。特に小麦を使ったパンやうどんなどに注意。ただ、糖質を減らした分タンパク質をしっかり摂ってください。また、食べる順番も大事です。まずタンパク質を摂って、糖質は最後にしましょう。更年期以降は骨量も減る時期です。無理なダイエットをすると、骨量が減って骨粗しょう症のリスクが高まるので注意を。

（吉川千明先生）

こんなダイエットは危険

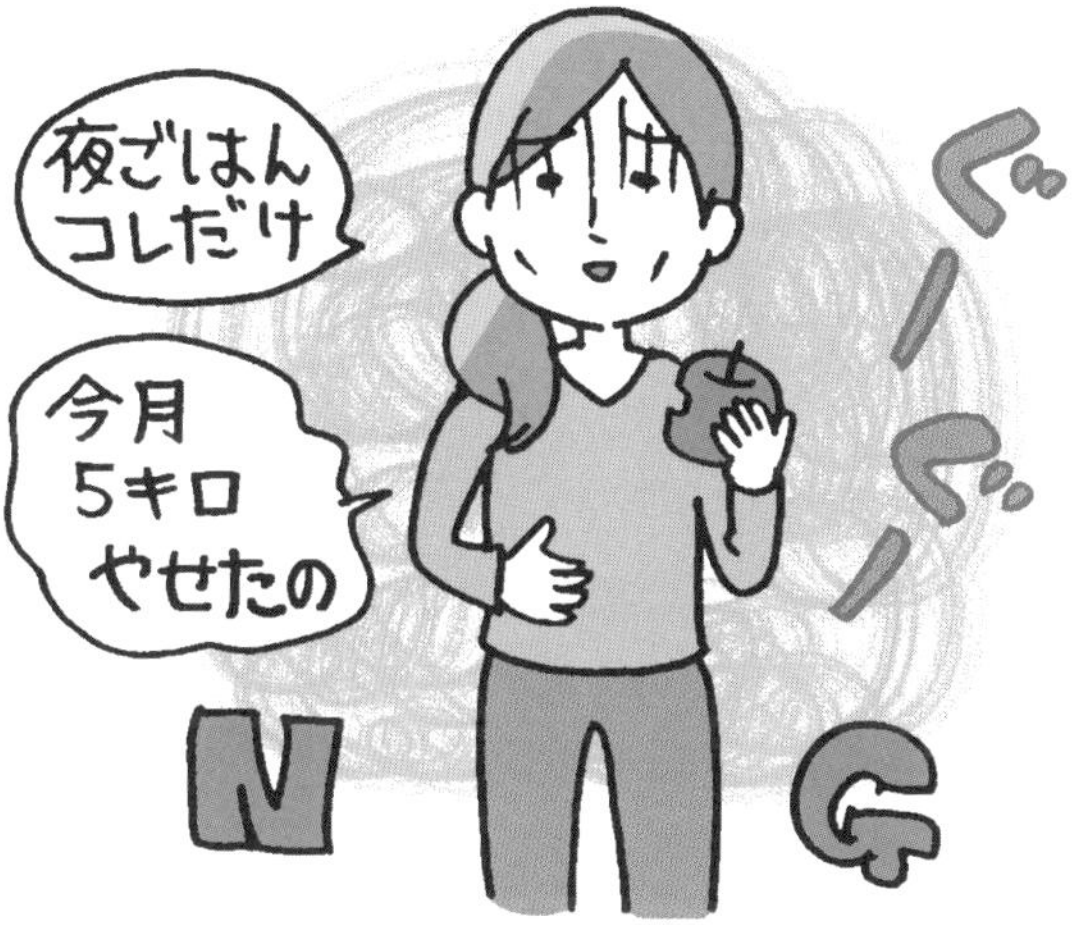

単品ダイエット

決まった食品しか食べない単品ダイエットは、栄養が偏り体に必要な栄養素が不足してしまう可能性があります。カルシウム不足で骨量が減る可能性も大。

食事制限しすぎ

単品ダイエットと同様に栄養が不足し危険です。カルシウムはもちろん、タンパク質や脂質など必要な栄養素も不足すると見た目も老けてしまいます。

急にやせる

若いときもそうですが、1ヶ月に5キロもやせるようなダイエットは体調不良の元。自律神経のバランスが乱れ、さまざまな不調につながります。

Q もう歳だから老けても仕方がないのでしょうか？

A きれいでいるために努力も必要です

年齢を重ねたら老けて見えるのは当たり前と思っている方も多いかもしれません。でも、高齢化社会を迎えて70歳すぎても働かないといけない時代です。「きれい」で元気な人と、「ボロボロで覇気のない人」だったら元気な人のほうが絶対いいと思いませんか？　いくつになってもきれいでいるために努力している人は見ていて清々しいと思います。鬱陶しい年寄りにならずに、社会でいつまでも使える人になるためには美容の力が大事ではないでしょうか。誰でも手入れすればその分だけきれいになれます。靴やバッグが放置したらボロボロになると同じように、人間も「ケア」しなければ病気にもなるし元気もなくなります。心も体も健康でいるためにも、自分をあきらめずきれいになるための努力が重要。似合う色の口紅をつけるだけで、元気になれることってありますよ。

（吉川千明先生）

Part 4

メンタルへの疑問

イライラしたり不安に襲われたり…
更年期による不調は体だけではなく、心にも訪れます。

「無性に不安になったり涙が出たり……私のメンタル大丈夫？」

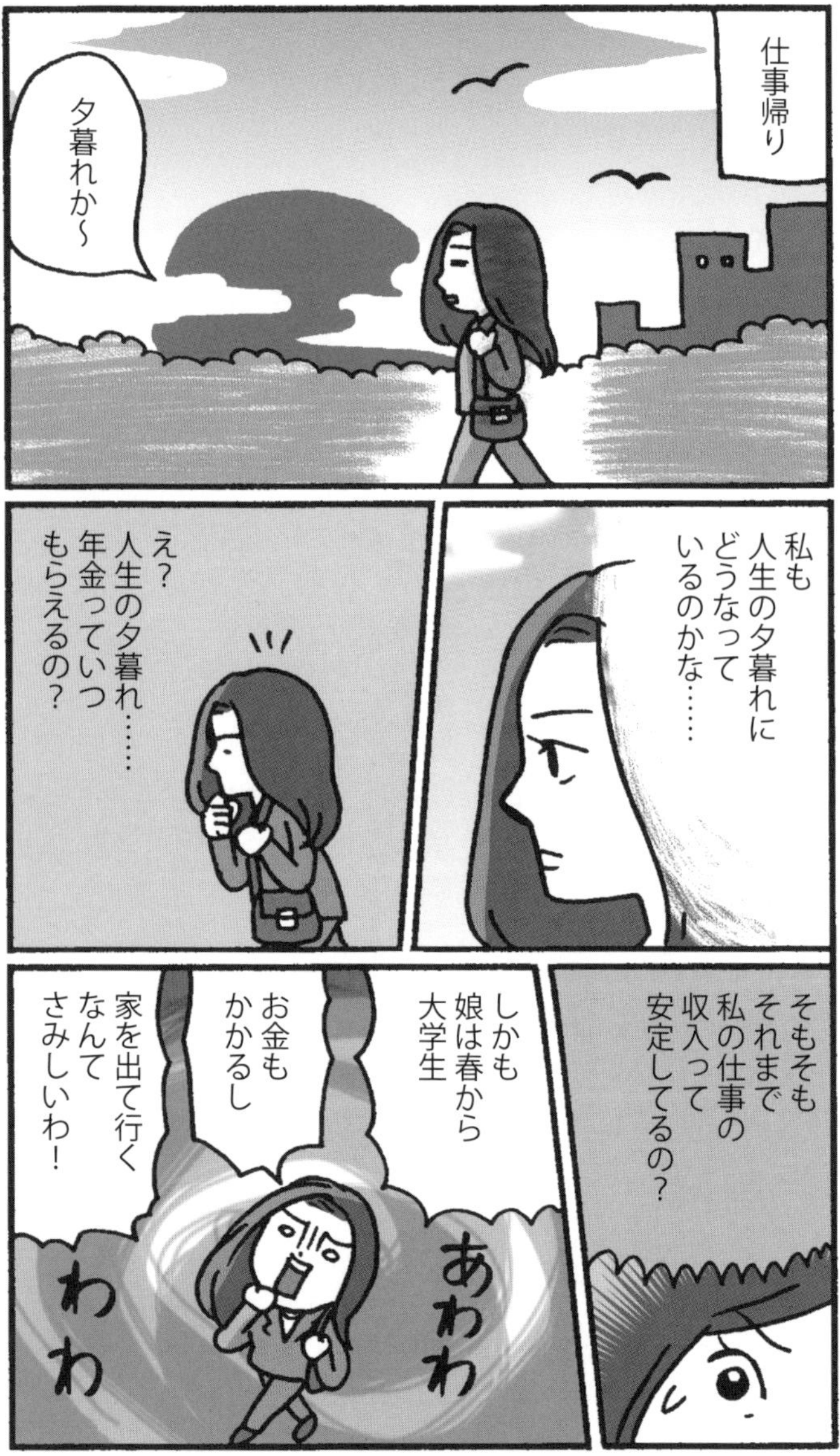
仕事帰り
夕暮れか～
私も人生の夕暮れにどうなっているのかな……
え？人生の夕暮れ……年金っていつもらえるの？
そもそもそれまで私の仕事の収入って安定してるの？
しかも娘は春から大学生
お金もかかるし
家を出て行くなんてさみしいわ！
あわわ
わわ

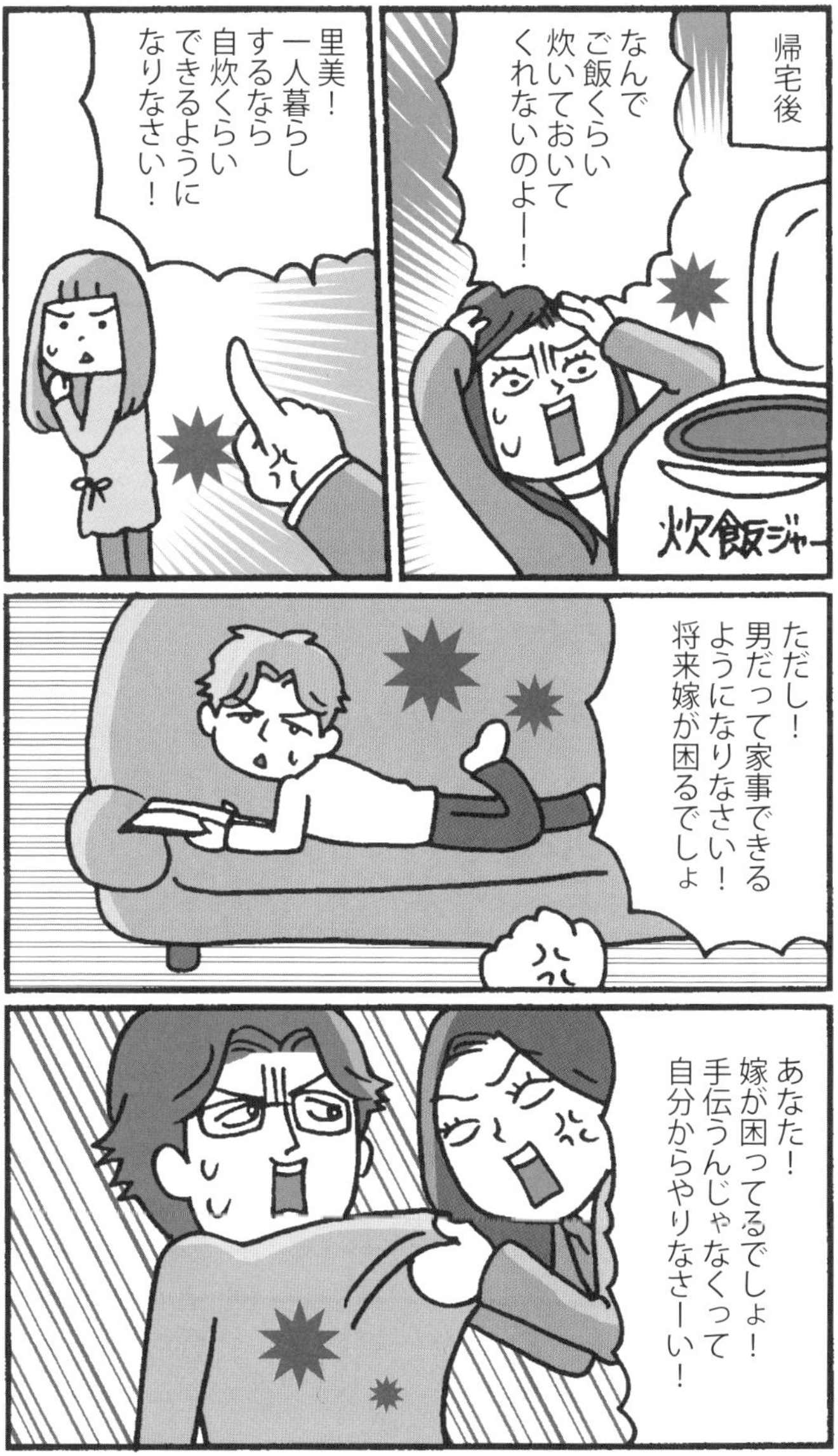
帰宅後
なんでご飯くらい炊いておいてくれないのよー！
炊飯ジャー
里美！一人暮らしするなら自炊くらいできるようになりなさい！
ただし！男だって家事できるようになりなさい！将来嫁が困るでしょ
あなた！嫁が困ってるでしょ！手伝うんじゃなくって自分からやりなさーい！

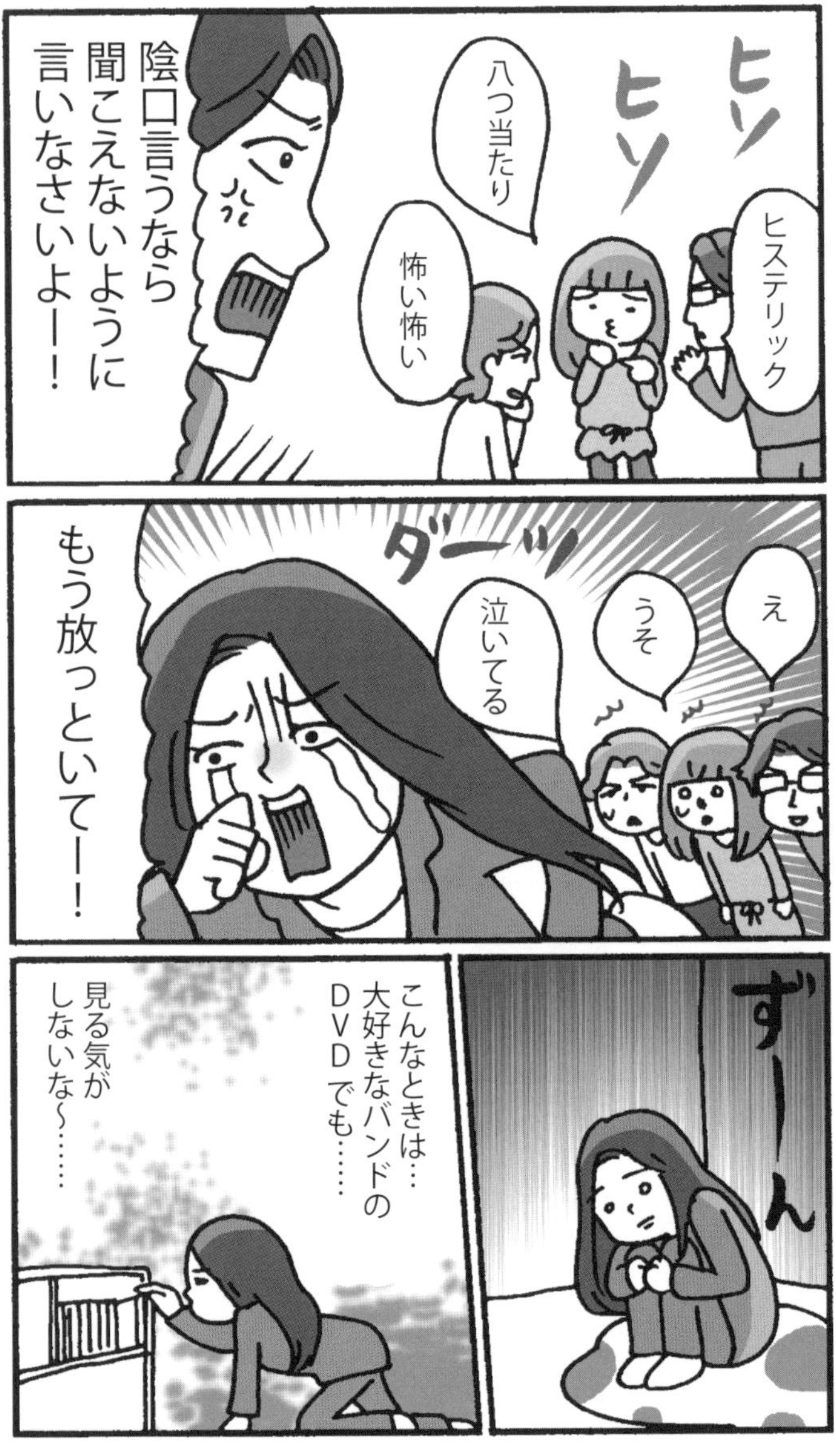
ヒソ
ヒソ
ヒステリック
八つ当たり
怖い怖い
陰口言うなら
聞こえないように
言いなさいよー！
ダーッ
え
うそ
泣いてる
もう放っといてー！
ずーん
こんなときは…
大好きなバンドの
DVDでも……
見る気が
しないな～……

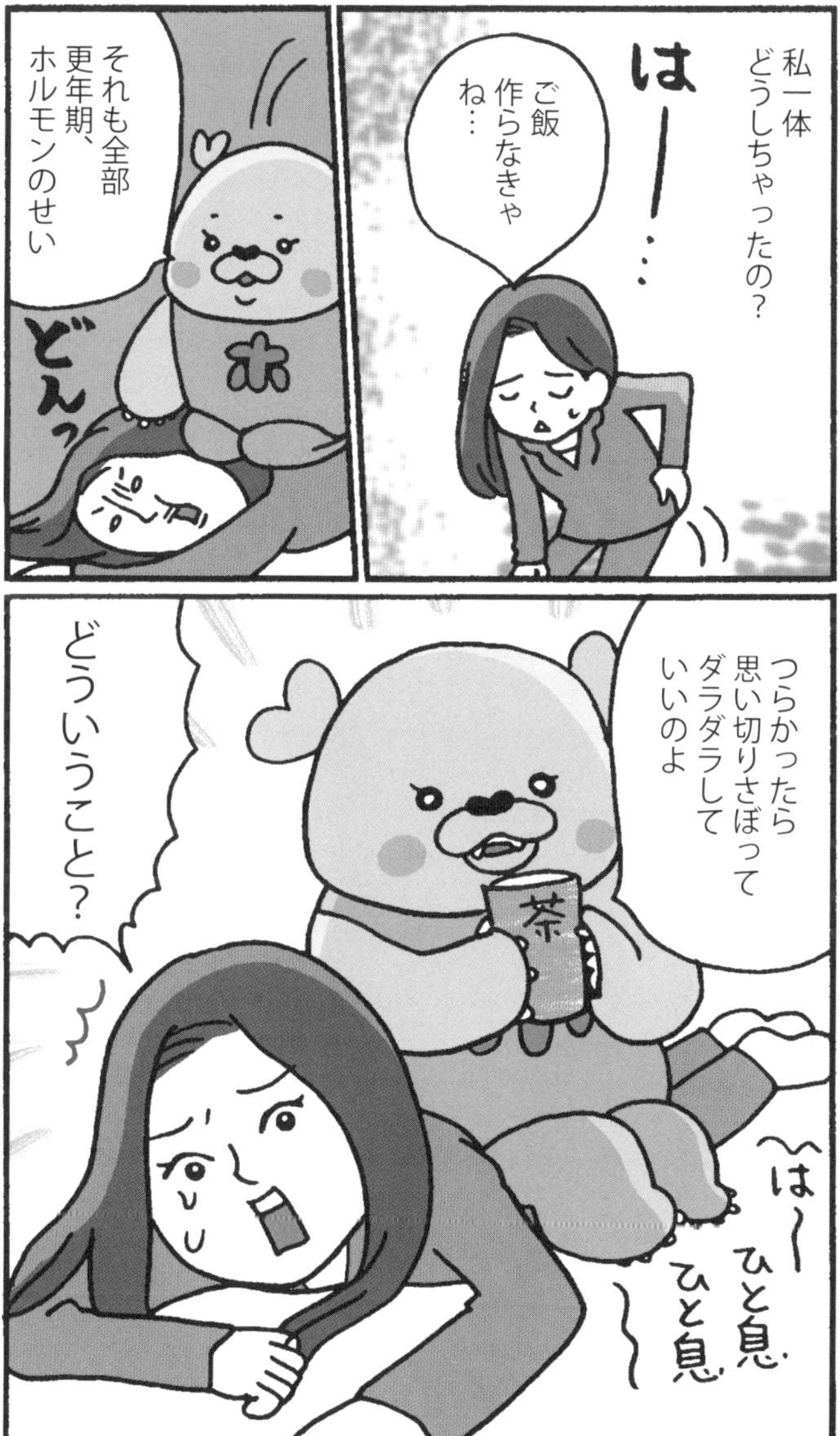
私一体どうしちゃったの？
はー…
ご飯作らなきゃね…
それも全部更年期、ホルモンのせい
どんっ
つらかったら思い切りさぼってダラダラしていいのよ
茶
どういうことと？
は〜ひと息ひと息〜

Q

気分に波があります

A 太陽の光でセロトニンを増やしましょう

急に不安な気持ちになったり、特に理由もないのに涙が出たり。気分に波が出ると自分を責めてしまいがちです。これはエストロゲンの分泌が低下することで、脳がパニックを起こし自律神経のバランスが乱れ、心を安らかにするセロトニンというホルモンへも影響が出ているから。ホルモンの乱れに加え、40代50代は、仕事や子育て、介護などでストレスを抱えがちで、心の不調はさらに悪化してしまいます。

気持ちの落ち込みは放っておくと、うつ病になることも。日常生活に支障が出たり、症状が2週間以上長引いたりしたら早めに精神科や心療内科を受診しましょう。セルフケアとしては、適度に体を動かすことが効果的。暗い部屋でじっとしていると、症状の悪化を招きます。セロトニンは太陽の光を浴びると分泌されやすいので、外に出て軽い運動をするのがおすすめです。

（小野陽子先生）

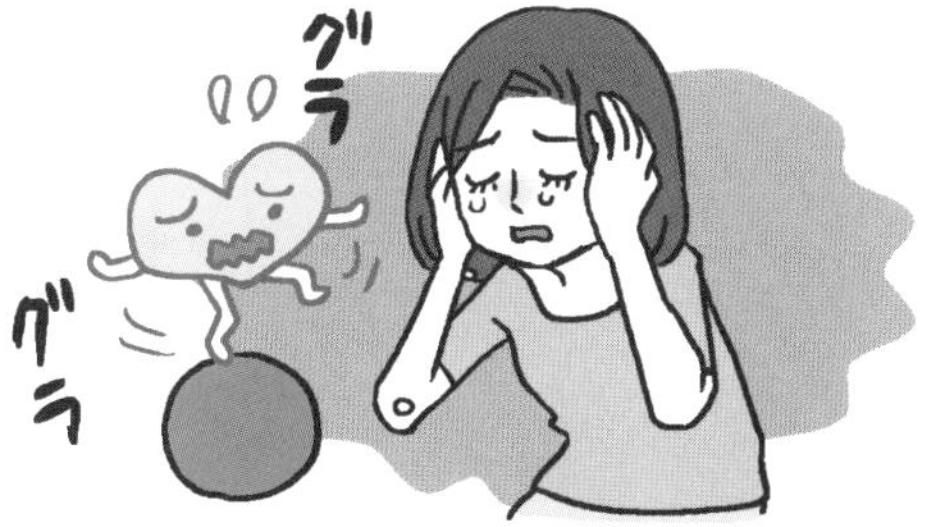

更年期は女性ホルモンの減少から自律神経が乱れて心のバランスも壊れがちです

自律神経って何？

交感神経

脊髄から出ている自律神経で、私たちが起きて活動している時間帯は交感神経が活発に働いています。緊張しているときや興奮しているとき、ストレスを感じているときは交感神経が優位になります。

副交感神経

リラックスしたり眠ったりしているときは、副交感神経が優位で働いています。筋肉が緩んで血管が広がり、体を回復させます。交感神経から副交感神経にうまく切り替えがいかないと、さまざまな不調が現れます。

2つの切り替えがうまくいかないと体と心にさまざまな不調が！

Q ヒステリックになったと周囲に言われます

A 発火する前に6秒待ってみて

ちょっとしたことでイライラして、気づくと家族などにヒステリックにあたってしまう……。これも女性ホルモンの分泌が変動していることの影響が考えられます。

イライラは、発火する前に抑えることが大切。**イライラしてきたら6秒間深呼吸する**のです。怒鳴りそうになったら6秒、その場から離れます。6秒間というわずかな時間ですが、最初は意外と長く感じられるはず。不思議と気持ちが落ち着きます。

（小野陽子先生）

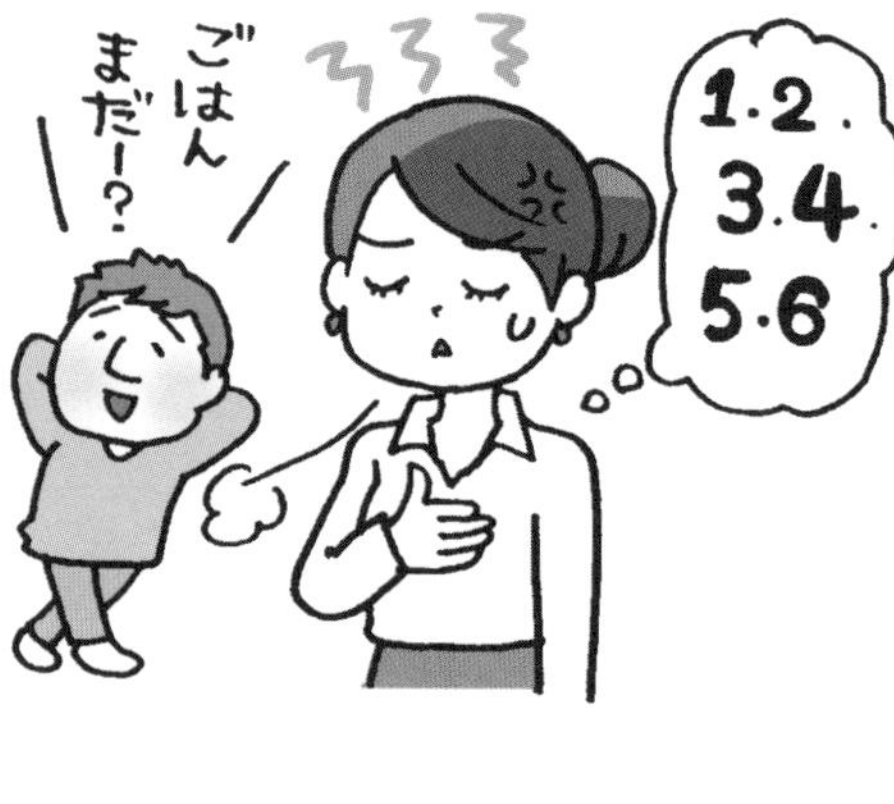

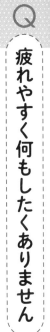

Q 疲れやすく何もしたくありません

A そんなときはぜひ休んでください

全身がだるい、疲れやすいといった「全身の倦怠感」は更年期に訴える人が多い症状のひとつです。エストロゲンの減少によって自律神経のバランスが乱れることが影響していると言われています。**自然な現象だと受け止めて、自分を責めないでくださいね。**「こんなことができないなんて」「やらないといけないのに」などと自分を責めても、かえって状況は悪化してしまうこともあります。

むしろ何もしたくない日はそのまま何もしないこと！　心と体を休ませることが何よりも大切なので、ゆったりと過ごしてみてください。

ホルモン補充療法や漢方も効果があります。ぜひ一度婦人科を受診してみてくださいね。

（小野陽子先生）

Q

なんにも興味が持てません

A 何もしない日を作ってみてはどうでしょう

１４７ページで前述した通り、更年期を迎えると、それまでは楽しみだったものや好きだったものなどになんだか興味がわかなくなることがあります。何事にもやる気が起きない、何をするにも億劫など、全体的にエネルギーが失われる方も多いです。自分でも戸惑うでしょうが、ホルモンバランスの乱れが原因であることも考えられます。

やる気が起きないときに自分を責めて無理に頑張るのは、かえって疲れやストレスが溜まる可能性もあります。無理に何かはせず「何もしない日」を作るのもいいでしょう。長い人生の中で「何もしない日」が少しくらいあっても何の問題もありません。

更年期の女性は家庭でも仕事でも忙しい時期ゆえに、「やらなければいけないこと」に追われている人が多いもの。ゆっくりと心身を休めることが一番のケアになります。

（小野陽子先生）

Q 何か趣味を見つけたいのですが……

A 幼少期に好きだったこと、習っていたことなどに再チャレンジを

更年期で元気がないと「何か趣味でも持ったら」と言われる方が多いようです。でも何をしたらいいのか、わからないという方も多いでしょう。エストロゲンの減少による自律神経の乱れから、今まで好きだったものに興味を持てなくなったり、趣味に対してやる気が起きなくなったりもします。

私がおすすめするのは、幼少期にしていたこと、好きだったことをもう一度趣味にするということ。例えば、幼少期にピアノを習っていた人はピアノを、手芸が好きだった人は手芸をというように幼少期を思い出して現在の趣味にしてみるのです。全く新しいことを始めるよりも記憶にあるもののほうが取りかかりやすいですし、小さい頃の思い出というのはよい刺激になります。学生時代にしていた部活動をもう一度やってみるのもいいですね。

（小野陽子先生）

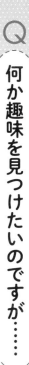

Q

なかなか前向きになれません

A 今日一日過ごせただけで満点

落ち込んでいるときに無理をして、明るくふるまうことほど、つらいことはありません。落ち込みやすくなっている人は、ちょっとしたことで気分が下がるものです。これもホルモンの変動の影響による反応で、無理に変えなくても大丈夫。まずは、今のままの自分を認め、愛してあげましょう。

ただ、そのまま暗い気持ちでいるのはつらいもの。またネガティブなときは自分のいいところを見つけるのが難しく感じられます。悪いところばかりが目について、ますます気分が落ち込んでしまう。そういうときは、まずは今日一日頑張って過ごすことができている自分をほめてあげてください。そして可能なら客観的に見た自分のいいところを言葉にしたり、いろいろな悩みや不安を「気にしない練習」をしてみてもよいのかもしれません。

（小野陽子先生）

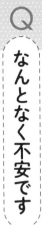

Q なんとなく不安です

A 不安を書き出してみては。気にしない練習も有効です

「不安な気持ち」にはセロトニンという神経伝達物質が関わっており、その分泌が低下すると、精神のバランスが乱れやすくなります。エストロゲンはセロトニンの生成に影響を与えるとされており、エストロゲンが変動する更年期はセロトニンも変動し、急に不安な気持ちになったり、泣きたくなったりするのです。つまり、不安な気持ちはこの時期のせいと割り切ってしまうのもひとつの手。あまり深刻に考えず、楽しい気分になれることや明るい気持ちになれることなどをあえて考えます。

また、不安なことに対して極端な状況を想定してしまう考え方のくせも影響しているかもしれません。何に対して不安なのかをノートに書き出してみましょう。書くことで頭の中が整理できますし、文字として「見える化」することで「案外たいしたことのない問題だった」と不安が解決することもあります。

（小野陽子先生）

Q

夫が在宅勤務で家にいるとイライラしてしまいます

A こそあど言葉から具体的な言葉に意識的に変えてみましょう

家庭内に危機が訪れるタイミングとして多いのが、家族関係に変化が訪れるときです。例えば、子どもが生まれた、子どもが独立したなどメンバーが増えたり減ったりしたときは要注意。それまでの家族関係のままではうまくいかないことが多いのです。自分や夫が在宅勤務というこのケースも同じパターンです。

けんかにならないために大切なのは、「言葉を使って話す」こと。自分が言いたいこと、相手に求めることは言葉にして話さないと伝わりません。ふたりで会話する時間を設け、しっかり言葉を交わしましょう。年数が長い夫婦にありがちな「こそあど言葉」。長年生活を共にしていると、「アレ取って」「はい、どうぞ（メガネ）」というように具体的な言葉がなくても通じることは多数あります。

しかし、心身の不調となるとなかなか伝わりづらく、「気づいてくれているはず」と

夫との関係改善方法

名前を呼ぶ
おとうさん、パパなど役割呼称ではなく、名前で呼ぶことも自分が変わるうえで効果的です。

感謝や謝罪を
「ありがとう」「ごめんなさい」など相手を気遣う感謝や謝罪の言葉を積極的に。お互いの気持ちがほぐれます。

笑顔で会話してみる
イライラしているときは少し離れて一呼吸を。意識的に笑顔を作ることで関係改善の糸口に。

気持ちは言葉で伝える
不満や要望は言葉にして伝えて。このとき、できるだけ相手を責める口調を避けると効果的です。

いう思い込みからイライラにつながることもあります。

ぜひ具体的な言葉を使うよう心がけてみてください。お互い感謝の気持ちを忘れないことも大切です。「ありがとう」のひと言が結果的に自分を変え、相手との関係の変化にもつながってきます。

（小野陽子先生）

Q

人や物の名前が出てきません。認知症かも？

A ある程度の物忘れはあまり気にしすぎないことも重要です

「あれだよ、あれ」と物の名前が出てこないことは、年齢を重ねればよくあります。ある程度の物忘れは、年齢を重ねれば自然なことですが、記憶の抜け落ちがひんぱんに起こるようなら一度専門医に相談を。例えば何を食べたかを思い出せないのは物忘れですが、食べたこと自体を忘れてしまうのが記憶の抜け落ちです。

脳の老化防止に効果的なのがDHA（ドコサヘキサエン酸）やEPA（エイコサペンタエン酸）という必須脂肪酸で、青魚に多く含まれています。特にサバ缶は両成分が豊富に含まれているうえに、手軽に食べられるのでおすすめです。

（小野陽子先生）

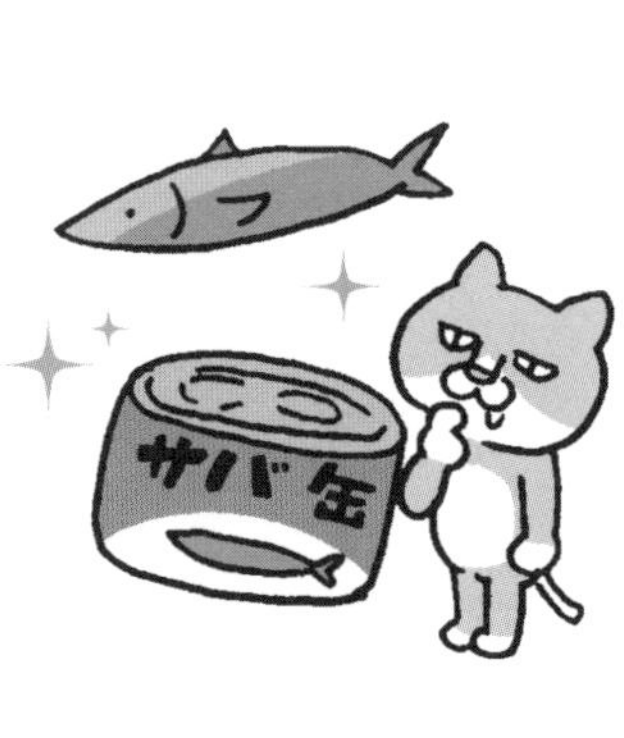

これって物忘れ？認知症？

食事へ行って…

何を食べたっけ？

これは物忘れ

- 体験の一部を思い出せない
- 物忘れの自覚がある
- 日常生活に支障なし

友達と買い物へ…

出かけたかしら？

これは認知症

- 体験したこと全体を忘れてしまう
- 物忘れの自覚なし
- 日常生活に支障あり

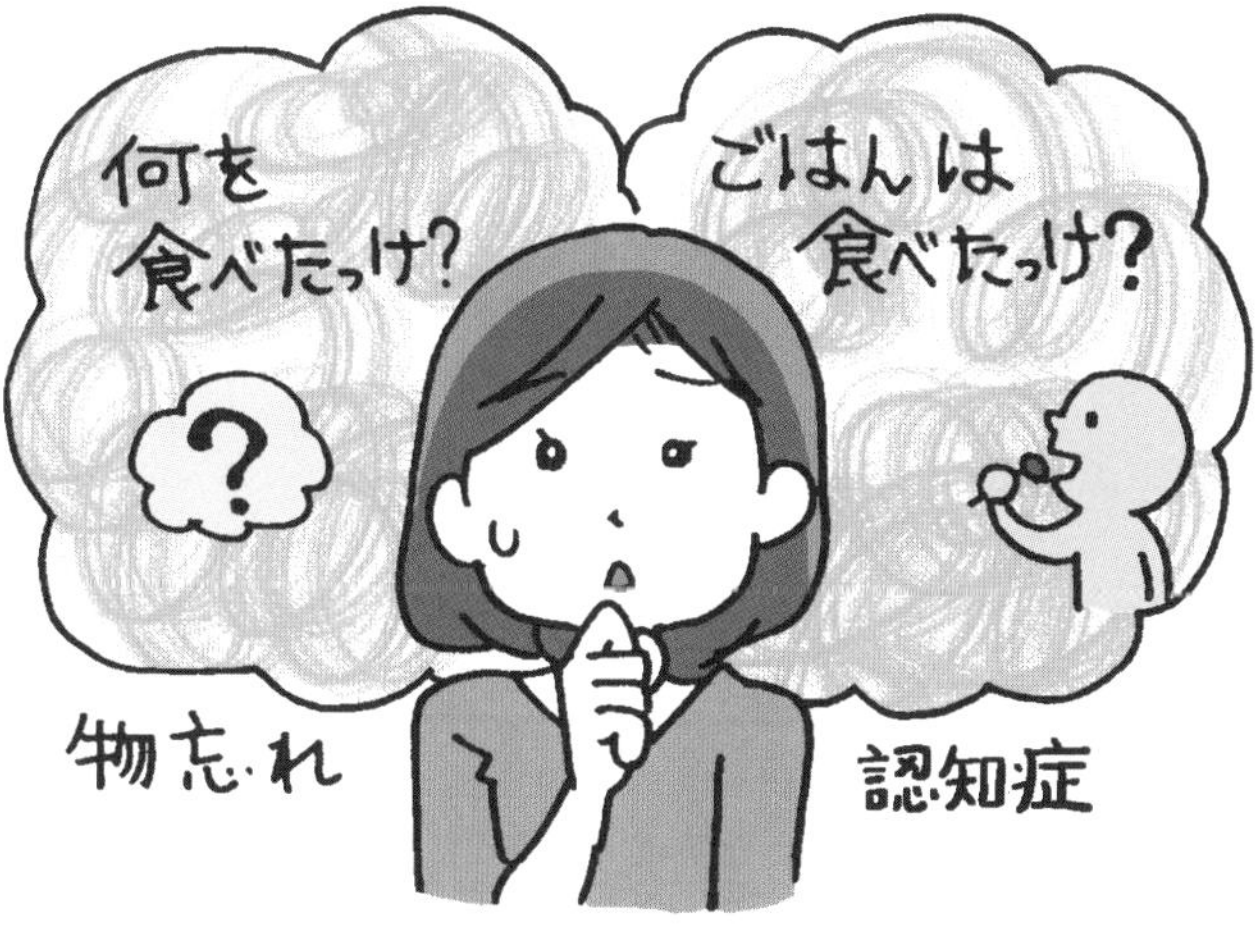
何を食べたっけ？
ごはんは食べたっけ？
物忘れ
認知症

Q

子どもが進学で離れて住むようになり寂しいです……

A 自分主体のコミュニティを！

子どもが大学進学などを機に家を出て行ってしまうと、急に心にぽっかりと穴が空いて喪失感から精神的に不安定になる人もいます。そのほか、夫の定年退職や親の介護など、環境の変化はストレスの原因になり得ます。

子どもを育て、世話をすることが生活の中心だった人は生きがいを失ったような感覚になるかもしれません。そうならないためにも、あらかじめ子どもが独立する前から子ども関連以外のコミュニティを作っておくことをおすすめします。例えば、仕事をしていれば職場という家族以外の人と関わる場所があり、自分のやるべきこともあるため、子どもの独立による喪失感は比較的少ないようです。仕事以外にも例えば、趣味の集まりなどもよいでしょう。ママ友など、子どもを介してのコミュニティだけではなく、自分主体のコミュニティを作ることを意識してください。

（小野陽子先生）

Q

不安で眠れません。睡眠剤を飲んでもいい？

A 必要に応じて飲んでも問題ありません。睡眠環境もぜひ見直してみてください

医師に相談したうえで、処方されたものなら飲んでも問題ないでしょう。ただ、眠れないときにまず考えてほしいのは睡眠環境です。寝室の照明、眠る直前までテレビを見ているなど睡眠環境を再度見直すことで、睡眠の質は大きく変わります。

高齢の方で「早朝4時に起きてしまう」と悩んでいる声を聴きますが、お話を伺うと21時ころには就寝されており、6〜7時間程度は寝ています。睡眠時間は長ければ長いほど睡眠の質は下がるので、必ずしも長い睡眠がよいとは限りません。実は、起きたい時間に合わせて就寝時間を決めることが大切とされています。7時に起きたいのなら午前0時に就寝する工夫も有用です。また、家計簿のように毎日の睡眠状況を記載する睡眠日記をつけるだけでも自分の状況が見え、よりよい睡眠につながります。

睡眠薬は必ず医師とよく相談したうえで服用を。

（小野陽子先生）

Q どのくらい症状が出たら精神科／心療内科に行けばいいの？

A 日常生活に支障が出るようなら受診を

心の不調は、自覚するのが難しいうえに、残念ながら「これくらいなら受診するほどではない」と我慢してしまう人が多いのも事実です。目安としては、生活に支障が出るようなら受診するべきです。

アメリカの精神医学会が定めたマニュアルに、うつ病を診断するための９つの診断基準があります。これは本人が項目を見て判断するものではなく、医師と対面で話して５つ以上該当するようだったらうつ病と診断されるものなので、参考程度にしてください。

（小野陽子先生）

うつ病の診断基準

1 ほとんど毎日、1日中気分が落ち込んでいる

2 ほとんど毎日、1日中何に対する興味、喜びがない

3 ほとんど毎日、食欲が低下（または増加）し、体重の減少（または増加）が著しい

4 ほとんど毎日、不眠または睡眠過多

5 ほとんど毎日、話し方や動作が鈍くなったり、イライラしたり落ち着きがない

6 ほとんど毎日、疲れすぎている、やる気が出ない

7 ほとんど毎日、自分に価値がないと感じたり自分を責めたりする

8 ほとんど毎日、考えがまとまらず集中力が低下する、決断できない

9 ほとんど毎日、自分を傷つけたり死にたいと思う

※上記の症状のうち、5つ以上が2週間以上存在し、そのうち1もしくは2を含む。
※医師の判断基準で自分で診断するものではありません。
※DSM-5（精神障害の診断・統計マニュアル第5版）より一部抜粋

Q 仕事に行くのがつらいです。ずる休みしてもいいですか？

A そういうときは心と体を休めましょう

　更年期を迎えると、それまでは当たり前のようにできていたことが急にできなくなったり、つらくなったりすることがよくあります。

でも、それはあなたに何か問題があるのではなく、心身の変化のせいです。仕事に行くのがつらくなったのなら、思い切って「今日は休み！」と決めて心と体をしっかり休めましょう。**したいことだけするもよし、何もしなくてもよし**、そんな日にしましょう。

たっぷり休んで少しでも気持ちが楽になったら、少しずつ行動してみてください。

私は「生きているだけで満点なのだから60点を目指しましょう」と皆さんによくお伝えしています。頑張りすぎないで、肩の力を抜いて人生を楽しみましょう！


（小野陽子先生）

Q 気がつくとなにか食べています。ストレスのせいですか？

A 食べてもいいですがメリハリを

疲労やストレスが溜まると、特に女性は食べることで心理的ストレスを解消する傾向があります。また、月経前はホルモンの影響で、つい食べすぎてしまう人が多いようです。

過食を防ぐには、食べる量や時間を自分で決めてコントロールすること。三食しっかり食べることで中途半端な過食を減らせます。「お腹は空いていないけど、昼食の時間だから食べよう」というのも体のためには重要です。また、毎日体重を測り、食べた物を記録するのも食欲抑制につながります。

ただ、あまりに抑え込むとストレスが溜まり、逆効果。食べることでストレスが発散でき、心が楽になるなら食べてもOK。また、週に1回は好きなものを食べてもよい「ご褒美デー」を設けると、メリハリができて頑張れますよ。

（小野陽子先生）

Q 落ち込みに効く食事ってありますか？

A 即効性はないけれどビタミンB群や鉄分、亜鉛が有効です

心の不調を食事だけで改善するのは、難しいことですが、食べたいものを好きなだけ食べるような、暴飲暴食の生活は若いときはともかく、40歳を過ぎたら体を壊してしまうかも。乱れた食生活は、更年期の不調を助長させます。

心の不調に効果的な栄養素は鉄や亜鉛などで、含まれる食材は左ページを参考にしてみてください。ただ、これらの栄養素すべてを取り入れようと毎食考えているとストレスが溜まりますし、食事自体が楽しくなくなってしまいます。大切なのは、できる範囲でバランスのよい食事を心がけること。例えば、糖分やカフェインの摂りすぎは注意したほうがいいですが、「朝のコーヒーがないと一日が始まらない！」という人はそのまま続けてもかまいません。その代わりに昼食には鉄を意識したメニューを食べるなど、メリハリをつけて取り組むことをおすすめします。

（加藤礼子先生）

こんな栄養素を含む食材を積極的に！

カルシウム
小魚や牛乳、大豆や大豆製品など

鉄
レバー、赤身肉、牡蠣、海藻、納豆など

脂肪酸
DHA、EPA（鯖やイワシなどの青魚）

ビタミンD
きのこ類、魚介類など

ビタミンB群
豚肉の赤身、うなぎ、玄米、ナッツ、卵など

亜鉛
牡蠣、うなぎ、レバー、大豆製品など

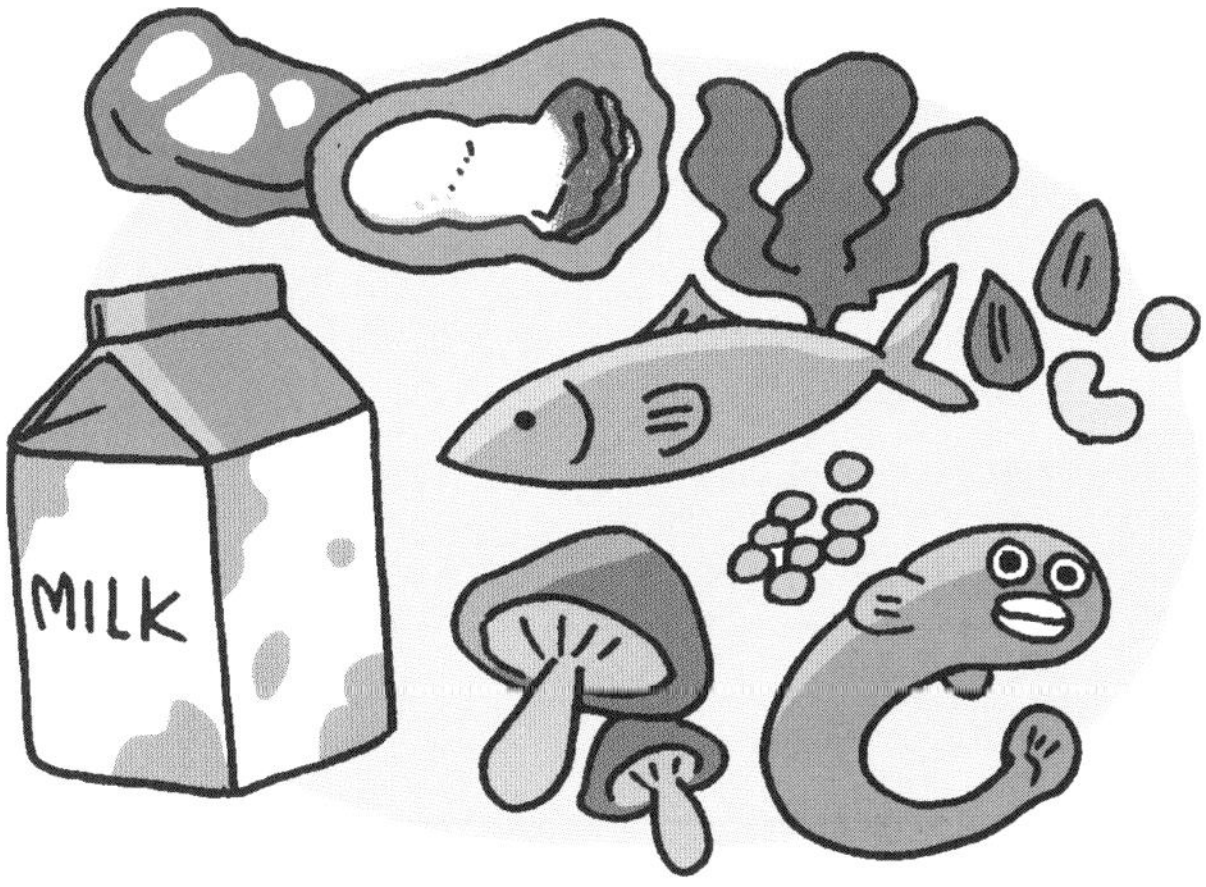

Q
落ち込んでいる私を友人が誘ってくれました。行ったほうがいいですか

A 行かないという選択も大切な選択です

「気持ちが晴れないならちょっときれいな花でも見に行かない？」「気晴らしに買い物でもどう？」など、あなたを気遣った優しい友人のせっかくの誘い、断るのは気が引けるかもしれません。

でも心が疲れているときは、ひとりでゆっくりするのも大切な時間です。行かないという選択も大切な選択です。「誘ってくれて嬉しかった。また誘ってね」の感謝の言葉をつけて未来の自分につなげましょう。

（小野陽子先生）

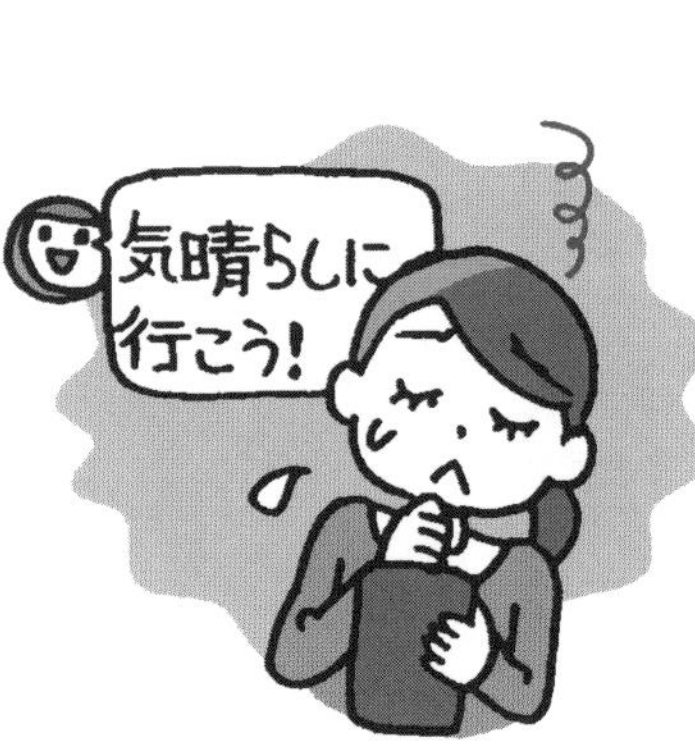

Part 5

更年期の治療についての疑問

更年期は治療を受けることで劇的に改善することもあります。
無理せず、まずは相談がてら受診を。

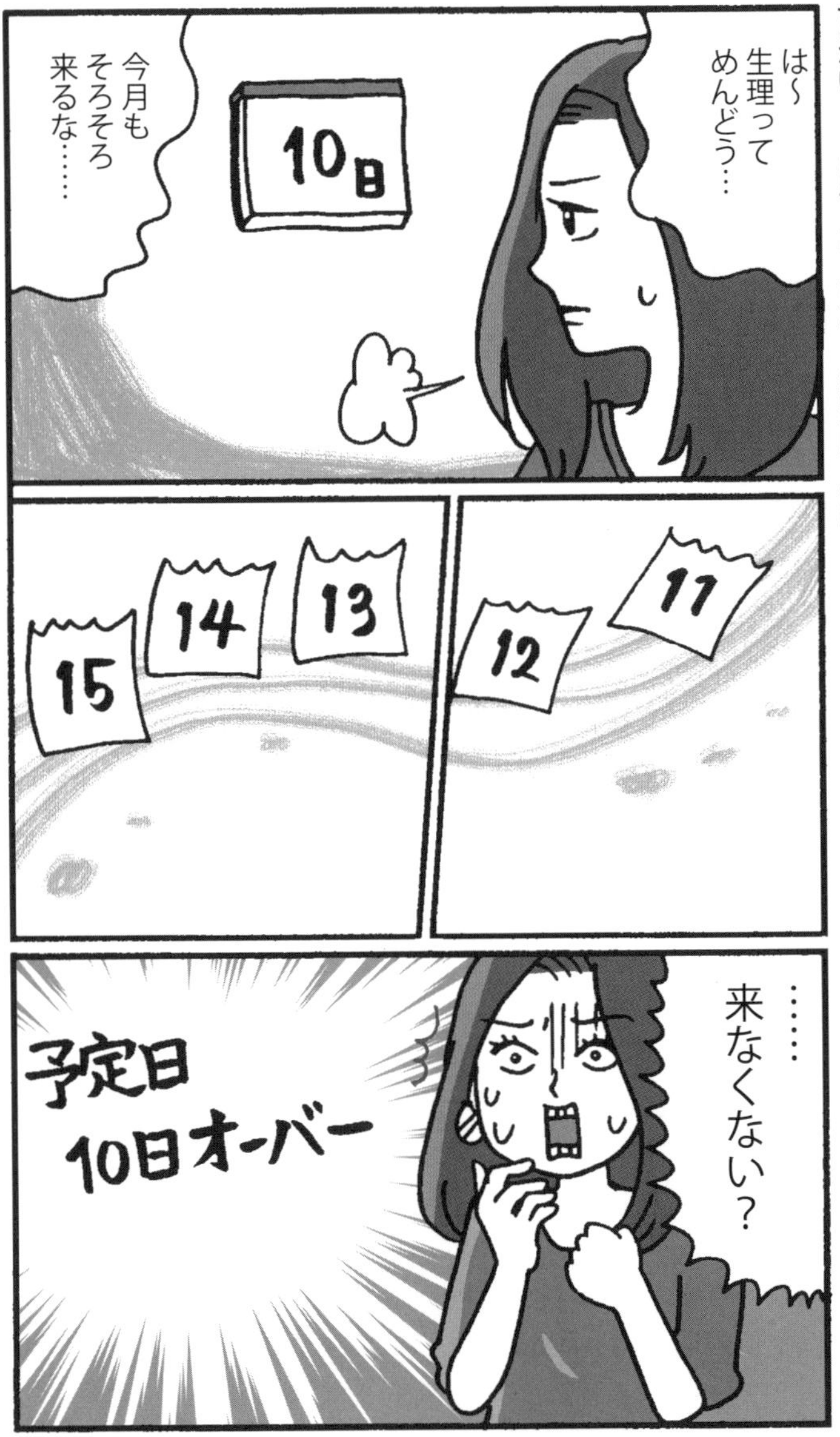

は～
生理って
めんどう…
10日
今月も
そろそろ
来るな……
11
12
13
14
15
……
来なくない？
予定日
10日オーバー

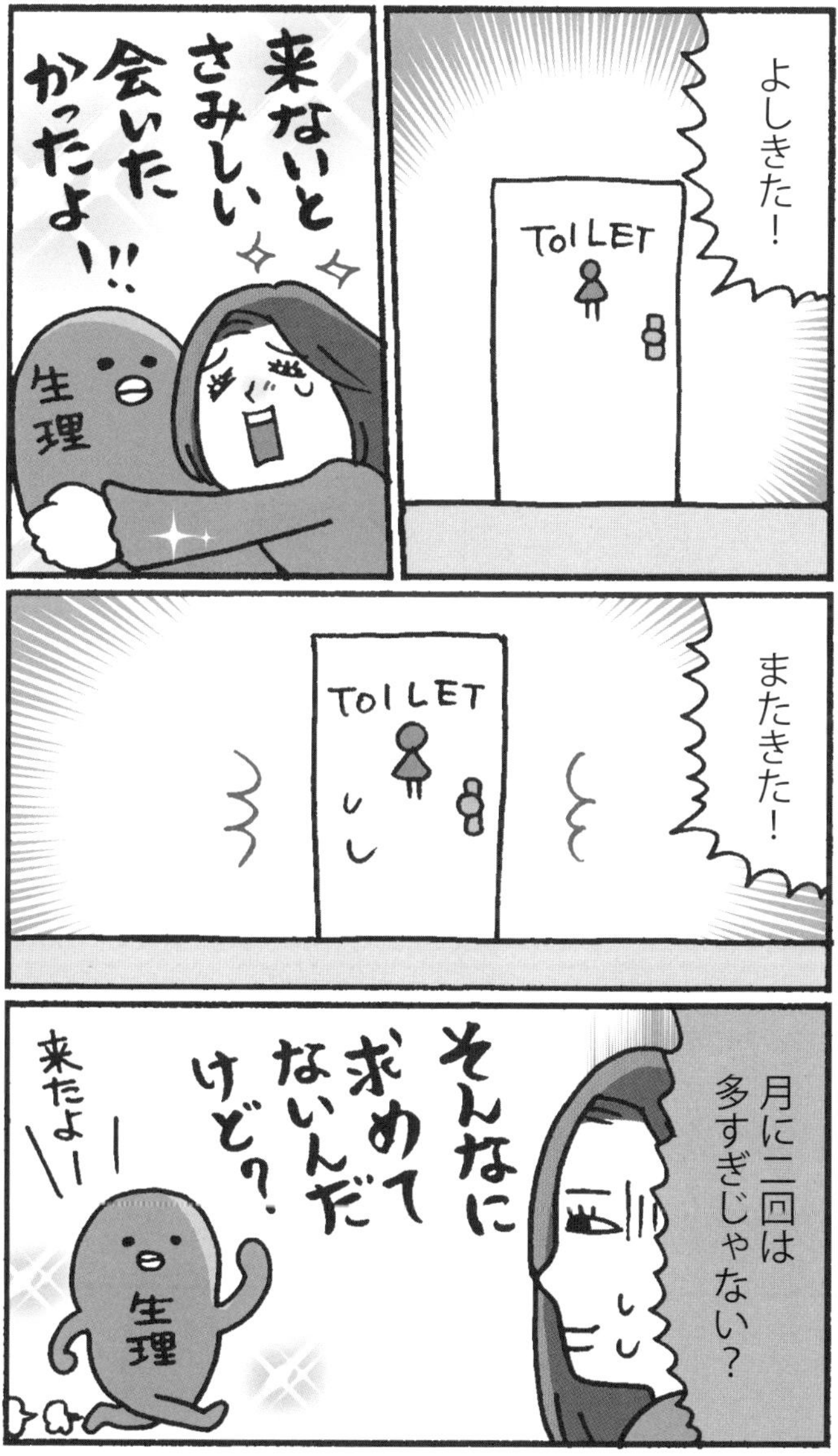
よしきた!
TOILET
来ないとさみしい
会いたかったよ!!
生理
またきた!
TOILET
月に二回は多すぎじゃない?
そんなに求めてないんだけど?!
来たよー
生理

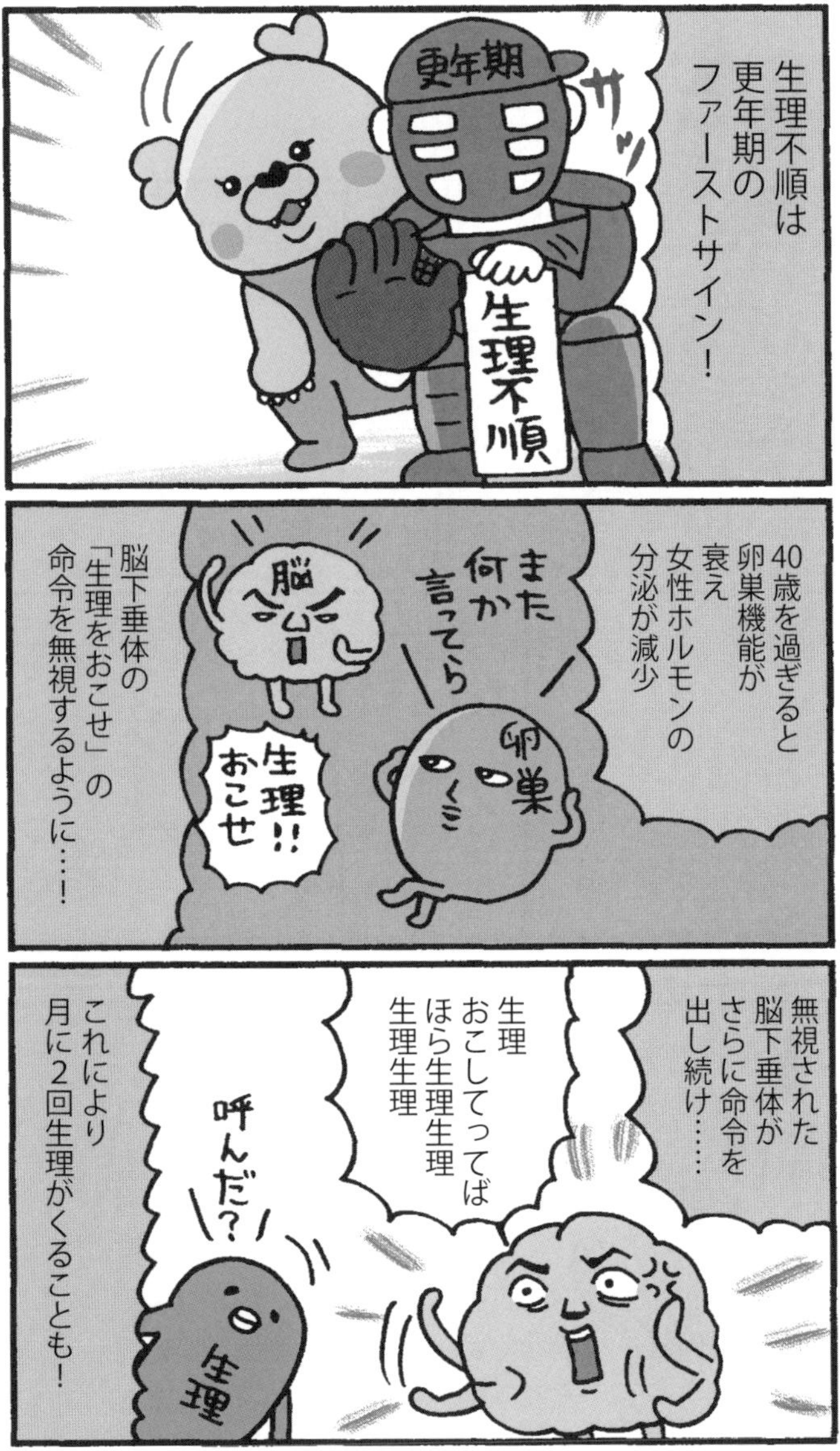

生理不順は更年期のファーストサイン！
更年期
サッ
生理不順
40歳を過ぎると卵巣機能が衰え女性ホルモンの分泌が減少
また何か言ってら
卵巣
脳
生理!!おこせ
脳下垂体の「生理をおこせ」の命令を無視するように…！
無視された脳下垂体がさらに命令を出し続け……
生理おこしてってばほら生理生理生理生理
呼んだ？
生理
これにより月に2回生理がくることも！

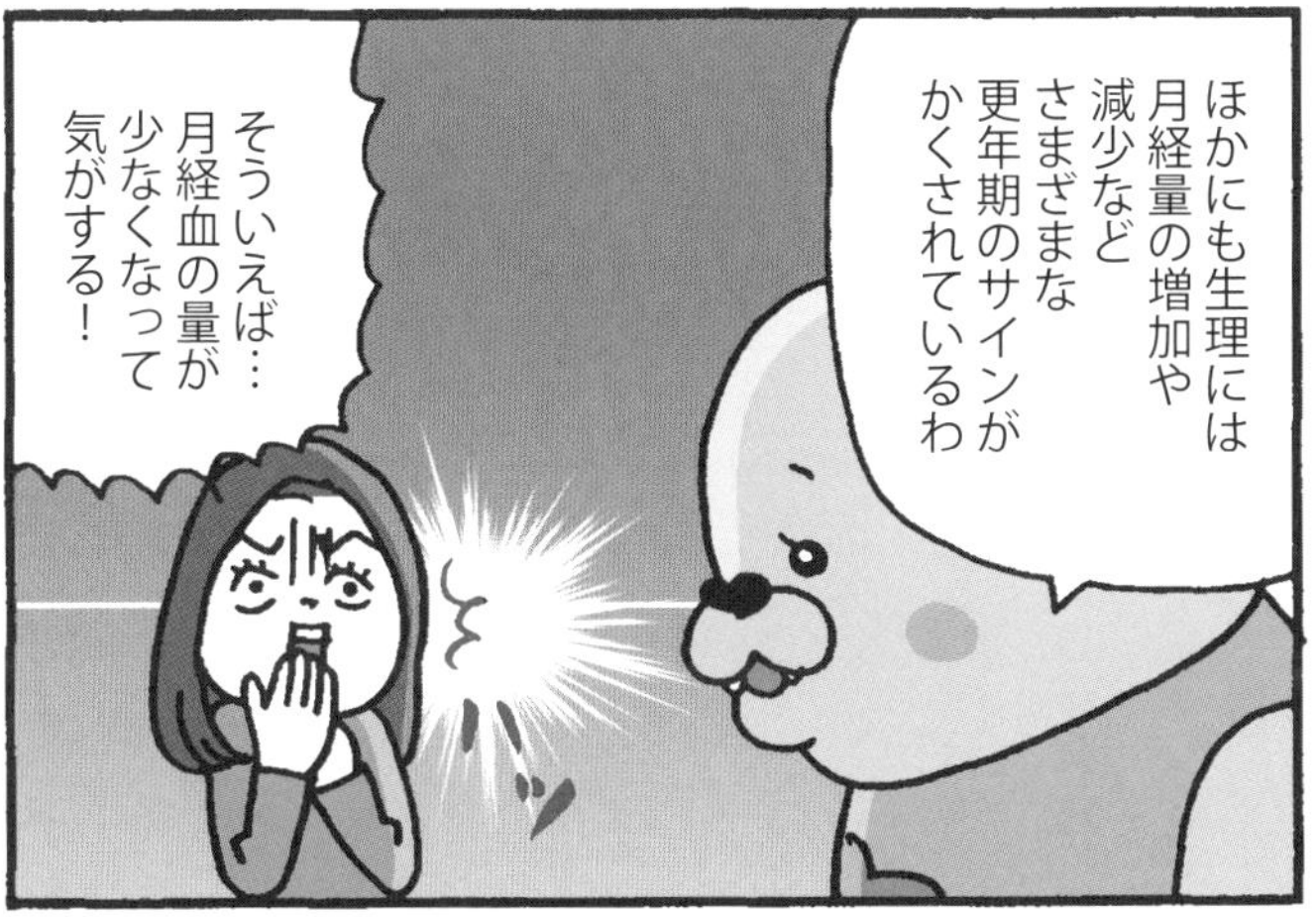
ほかにも生理には
月経量の増加や
減少など
さまざまな
更年期のサインが
かくされているわ
そういえば…
月経血の量が
少なくなって
気がする！

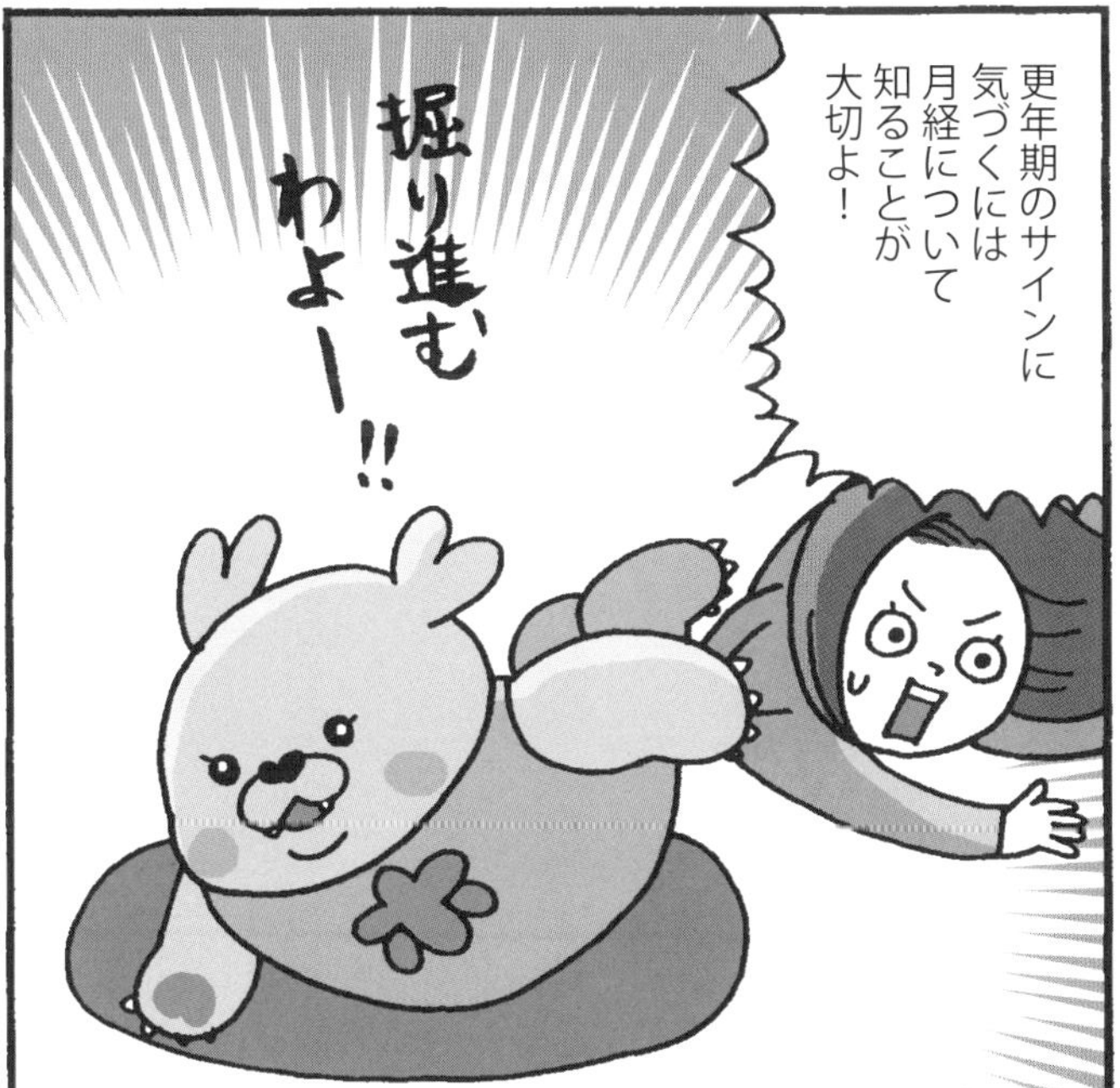
更年期のサインに
気づくには
月経について
知ることが
大切よ！
掘り進む
わよー!!

Q

月経とホルモンにはどんな関係がありますか？

A 2つのホルモンの働きによって月経が起こります

月経が終わって排卵までの「卵胞期」では、卵巣の中で卵胞が成熟し、排卵の準備を始めます。エストロゲンが多量に分泌され、子宮内膜が厚くなります。次の「排卵期」は卵胞から卵子が飛び出し、卵管に吸い上げられます。

排卵後の卵胞が黄体という黄色いかたまりに変化する「黄体期」では、黄体からエストロゲンとともにプロゲステロンが分泌されます。プロゲステロンは子宮内膜の増殖を抑えて栄養を蓄え、着床しやすい状態にしますが、妊娠が成立しないと黄体が退化し、エストロゲン、プロゲステロンの分泌量は減少。子宮内膜は剥がれ落ち、体外に排出されます。卵胞期は1ヶ月で最も体調やお肌の調子がいい期間ですが、プロゲステロンが分泌されると体全体がむくみっぽくなり、便秘になりやすくなります。月経の4～5日前には2つのホルモンの分泌が減少して、体調が不安定に。

（安達知子先生）

月経周期と女性ホルモン

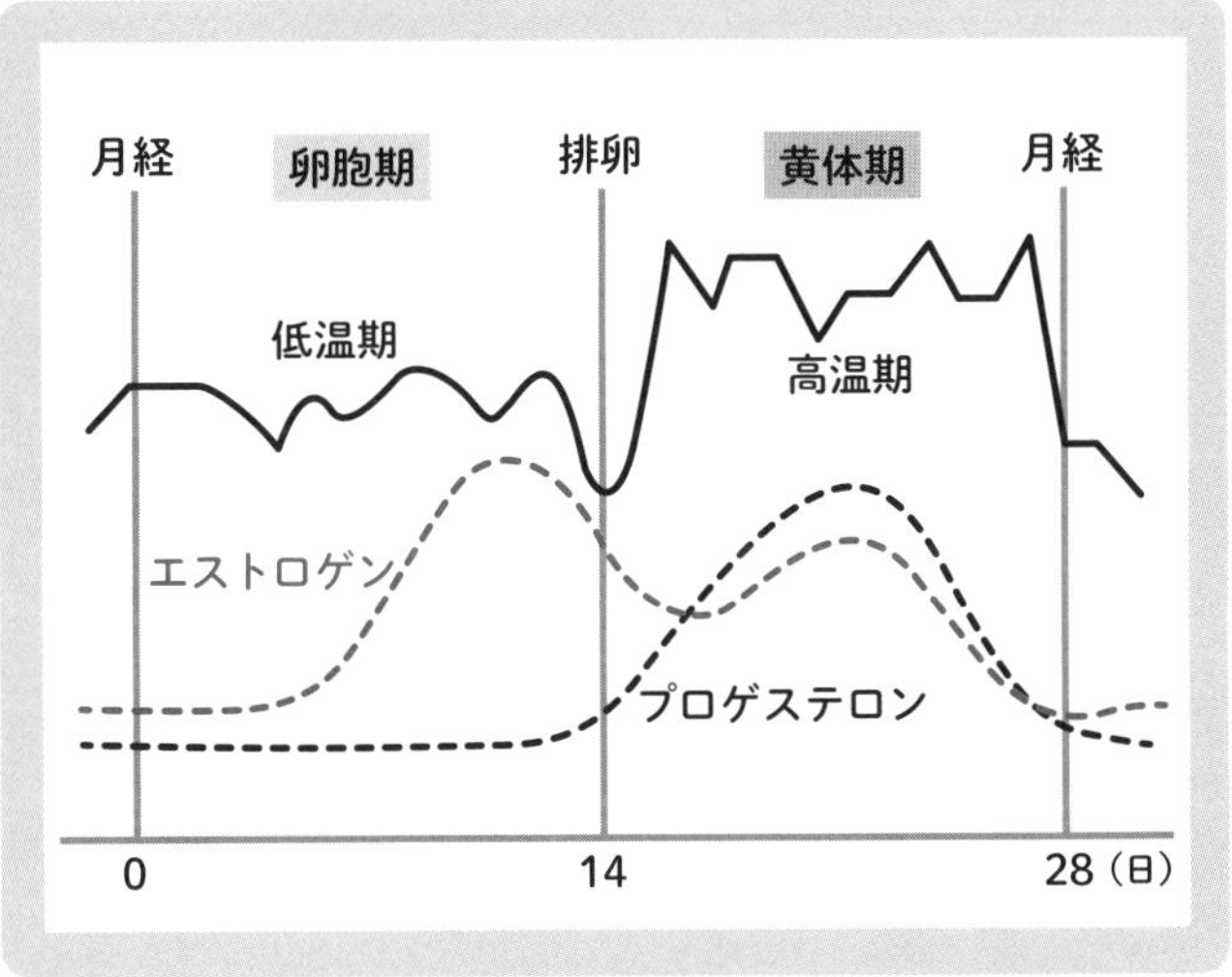

卵胞期では卵巣の中で卵胞が成熟し、排卵の準備を進めます。

➡ 卵胞が成熟すると、1つの卵胞から卵子が飛び出し（排卵）、卵管に吸い上げられます。

➡ 卵胞は黄体に変化し、エストロゲンとともにプロゲステロンが分泌されて妊娠のための準備が始まります。

➡ 妊娠が成立しないと、黄体は退化し、2つのホルモン分泌が減少して子宮内膜は剥がれ落ちます。これが月経です。

一般的に体調は卵胞期が一番◎

人によって個人差はありますが、卵胞期はエストロゲンの分泌が増加するため、体と心が最も安定します。排卵期はエストロゲンが一時低下するので不安定になる人もいます。

Q

女性ホルモンはいつから減り始めるの？

A 分泌のピークは20～30代です

女性ホルモンの分泌が始まるのは10歳頃から。エストロゲンが分泌され、体に丸みが出てきて初経を迎えます。一方、子宮内膜の状態を整えるもうひとつの女性ホルモン、プロゲステロンは妊娠出産には欠かせないもの。どちらのホルモンも20代から30代は分泌量が安定します。

しかし、女性ホルモンの分泌は年齢とともに徐々に減少します。そして、更年期が訪れると分泌量は急激に下がり、やがて閉経を迎えます。女性ホルモンの減少を止めることはできませんが、生活習慣を見直したり、ホルモン治療をうまく取り入れることでその減少を緩やかにしたり、ホルモン減少に伴う種々の不快な症状を改善することはできます。

（安達知子先生）

女性ホルモン（エストロゲン）の変化のイメージ

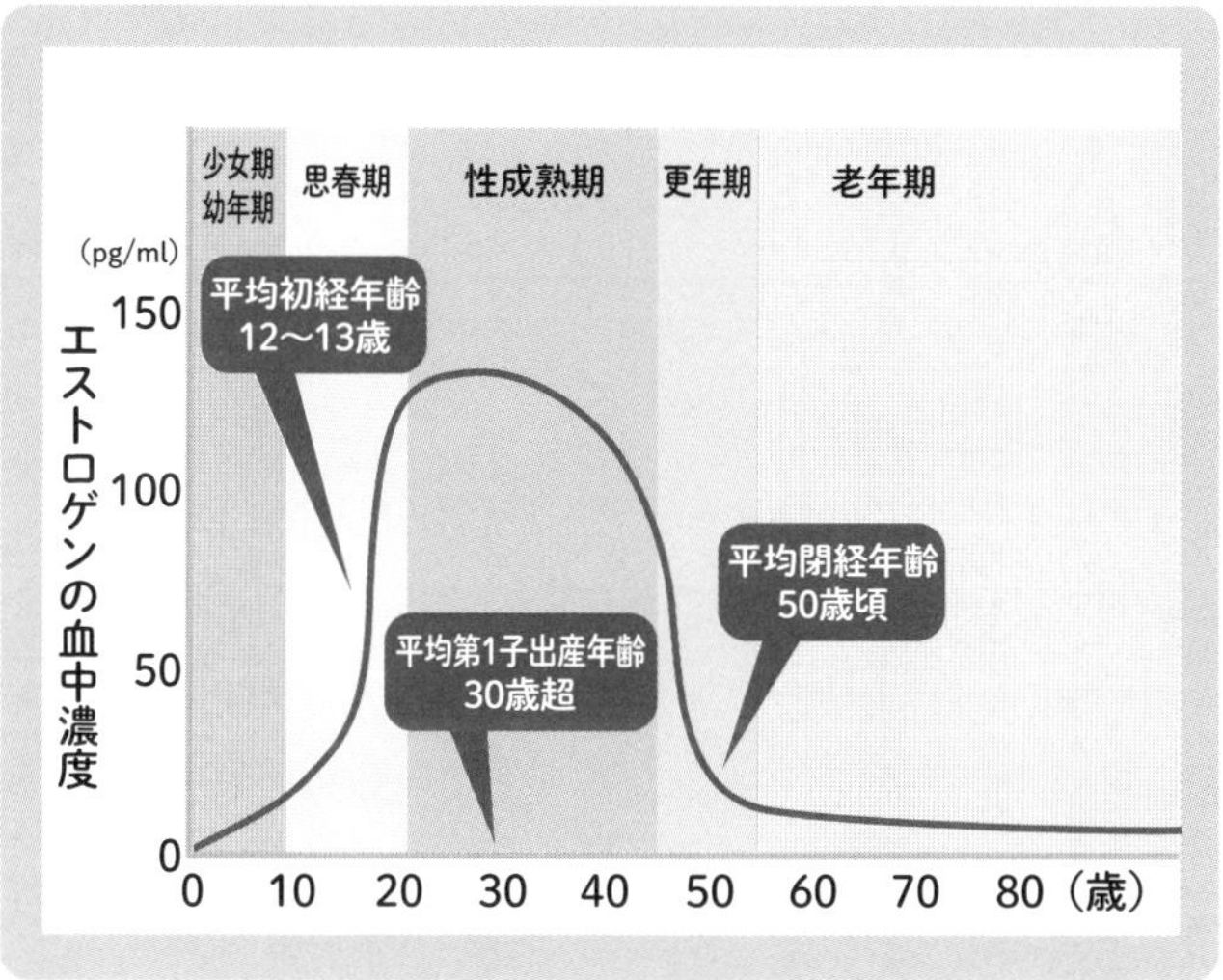

閉経前後の卵巣の変化

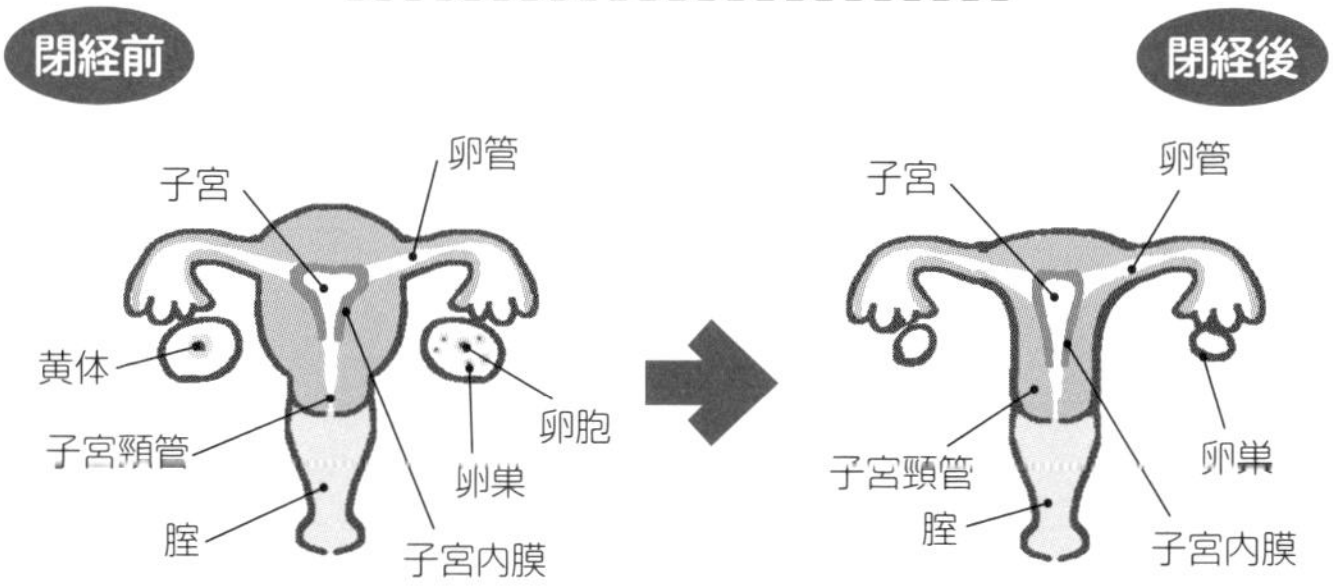

徐々に排卵が起きにくくなり卵胞が消滅し、卵巣も萎縮し女性ホルモンの産生が低下・消失します。

Q
月経が最近乱れがちです……

A 更年期が始まったサインかも？

決まった周期で毎月来ていた月経が突然周期が短くなった、長くなったなどの症状は月経不順と言われるものです。

40歳を過ぎて不順になる原因は卵巣機能の衰えによるものです。それまで脳下垂体の命令によって卵巣の中の卵胞は発育し、排卵して2つの女性ホルモンを分泌し月経は決まった周期で訪れていました。しかし、40歳を過ぎると卵巣は卵胞の数も減り、女性ホルモンを分泌する力が衰え、脳下垂体の命令に反応しにくくなります。卵巣を働かせようと、脳下垂体はさらに命令を強く続けるため、これにより周期が短くなって月に2回も月経が来ることにも。そのうち周期は不規則に長くなっていきます。月経不順は更年期が始まったことに気づく最初のサイン。月経サイクルに変化があったら、体からの自然なサインとして受け止めましょう。

（安達知子先生）

月経不順は更年期のファーストサイン

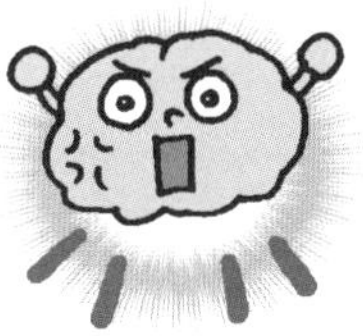

卵巣がきちんと機能しないために、脳下垂体がしつこく命令を出します。その結果、月に2回月経が来るなどどんどんサイクルが乱れることに。

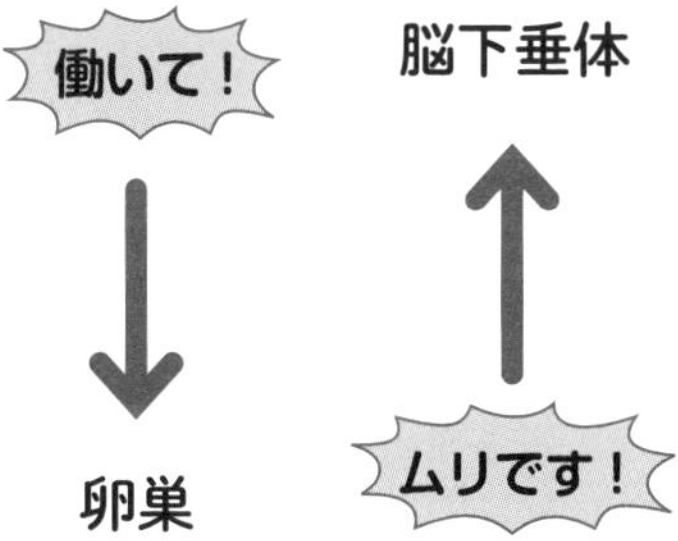

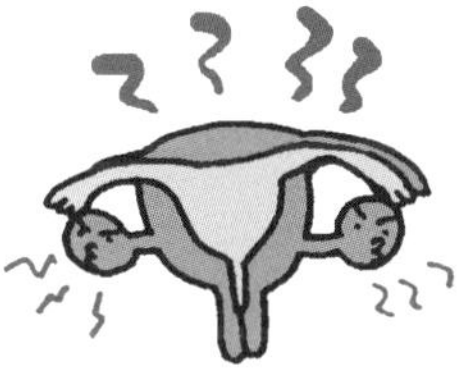

脳下垂体の命令に反応しにくくなり、排卵が起きず女性ホルモンの分泌が不安定に。そのため、月経がこない月が出てきます。

基礎体温をつけましょう

基礎体温は、朝起きてすぐに口の中で測るのが一般的です。プロゲステロンが分泌されると体温が高くなる高温期が訪れ、低温期から高温期になる境目が排卵期です。更年期では排卵が起こりにくくなるためプロゲステロンが分泌されなくなり、次第に低温期のみが続くようになります。基礎体温を測っていれば、更年期が訪れたかどうかを判断する材料になります。

Q

更年期はいくつからいくつまで？

A 閉経の前後5年。だからいつ始まるかわかりません

更年期は、明確に期間が定められているものではありません。「閉経の前後5年間」と定義されていますが、閉経を迎えない限りスタートがいつかわからないのが難しいところ。閉経がきて初めて5年前に更年期がスタートしていたとわかるのです。

閉経は、「月経がこない状態が12ヶ月以上続いたとき」を言い、最後に出血があった年齢を閉経の年齢として呼びます。とはいえ、40代後半から50代にかけて月経のサイクルは乱れます。6ヶ月月経がなくて閉経したと思っていたら、突然月経になることもよくあります。閉経を判断する指針になるので、月経の記録はとっておきましょう。

（高尾美穂先生）

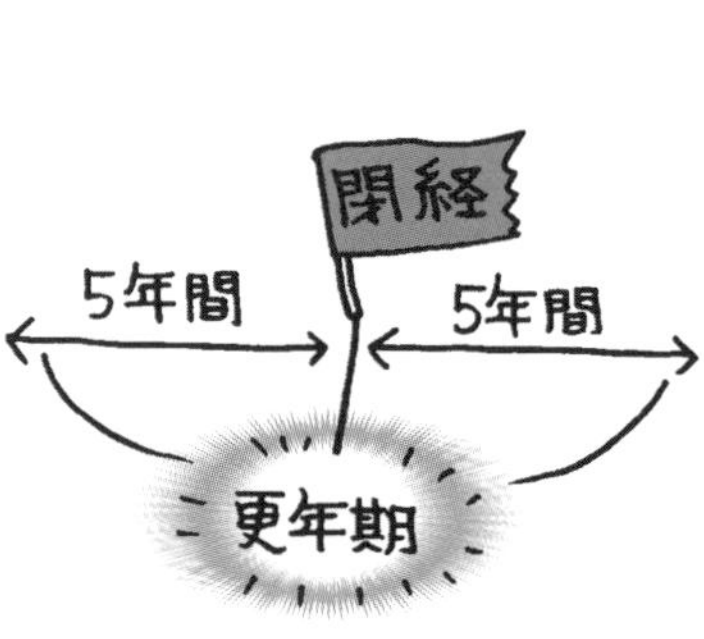

Q 更年期に不正出血はひんぱんに起こりますか？

A 月経があるうちは起こりうることも

更年期になると、月経サイクルが乱れて間隔が短くなったり、月経血の量が多くなったりと月経にさまざまな変化が起こります。これは、卵巣機能が衰えるため、脳下垂体から出るホルモン分泌の命令に対応できず、ホルモンバランスが乱れることが原因です。そのため、**月経と不正出血の区別がつかないこともしばしばあります**。ホルモンバランスの乱れによって子宮内膜が厚くなりすぎることが原因で、多量に出血することも。

閉経後の不正出血は、病気の可能性もあるので要注意。出血が2週間以上続く場合、婦人科を受診してください。その際、出血の状況（出血していた期間や量など）をメモしておくと診断に役立ちます。出血量が多い場合、貧血になることも。閉経前でも子宮体がんの可能性はあるので不正出血が続いたら受診しましょう。

（加藤礼子先生）

Q 月経がこなくなって2年。突然不正出血がありました

A 念のため病院へ行きましょう

月経があるうちの不正出血は、女性ホルモンの分泌のバランスの乱れが、原因の多くを占めます。もちろん自己判断はよくないので、年一回の検診は続けてください。

しかし、月経が完全になくなった状態が1年間続けば閉経したといえますから、この場合は閉経を迎えていると言えます。閉経後の不正出血は、実は要注意。子宮体がんの可能性が高いのです。特に、子宮体がんは早期発見、早期治療が求められます。閉経後に不正出血が見られた場合は、ためらわずにすぐに婦人科を受診しましょう。

また、ほかにも子宮筋腫、子宮頸管ポリープ、特殊な卵巣腫瘍や萎縮性腟炎などの女性特有の病気も不正出血がサインとなります。まだ閉経していなくても「更年期のせい」と自己判断せず、婦人科検診を定期的に受けることをおすすめします。

（安達知子先生）

Q どのくらいの割合で更年期の症状は出ますか?

A 約4割の人は症状がありません

更年期の症状を経験するのは10割中6割弱の女性。4割ほどの女性は「月経がなくなる」という変化しか感じないで過ごしていけます。もしかすると、あなたの周りでも「更年期なんて全然なかった」という声を聞いたことがあるかもしれません。

更年期の症状が出る約6割の女性のうち、大半は「少し汗が出やすくなった」「ちょっとイライラする」などの軽い症状で済むため、治療を受けずとも日常生活を送ることができます。ただ、婦人科で治療を受けないと日常生活を送るのが辛いと感じる人も全体の3割弱はいます。

とはいえ、女性ホルモンの減少は誰にでも起こります。たとえば、女性ホルモンが減少することで骨粗しょう症の原因になる骨密度はガクンと下がります。症状がなくても、生活改善したほうが健康寿命をのばせるのです。

(高尾美穂先生)

Q

出産経験と更年期は関係がありますか？

A 実はあまり関係ないです

出産経験のあるなしと、更年期が来る時期や、重さ軽さは関係ありません。ただ、更年期の症状の中には、出産経験とダイレクトに関係するものもあり、尿もれや骨盤内臓器が下がるなどの症状は、出産経験がある人のほうが明らかに多く経験します。

また、出産をしていないと閉経が早まるのか、初経が早いと閉経が早まるのかと聞かれることがありますが、どちらも一切関係ありません。

閉経に関係するのは「卵巣寿命」です。生まれたとき、女性は約２００万個の「原子卵胞（卵子の入った袋）」を持っていますが、思春期には20万個ほど減少し、毎月排卵することで一緒に１００個ほどの卵胞が消滅し、数はどんどん減ります。20代には約５万個あった原子卵胞も、40代になるとさらに減り、閉経して２年くらい経った卵巣には原子卵胞はありません。

（安達知子先生）

Q 男性にも更年期はありますか？

A 症状が出る人もいます

男性も、女性の更年期の症状と同じような症状が現れることがあります。これは、女性がエストロゲンが減少するのと同様に男性ホルモンの代表格、テストステロンが減少するためです。女性の場合、閉経から前後5年ずつの約10年が更年期とされていますが、男性の場合は特に指標はありません。30代後半から50代くらいのいわゆる「働き盛り」から、70〜80代まで幅広い年齢層で症状が見られることがあります。したがって、更年期という定義には必ずしも当てはまりません。

また、男性の場合は女性と違って、ホルモンが緩やかに減少するので、症状も少しずつ出るケースが多いようです。男性の治療も、女性と同様にホルモン補充療法や漢方で症状が緩和できます。

（加藤礼子先生）

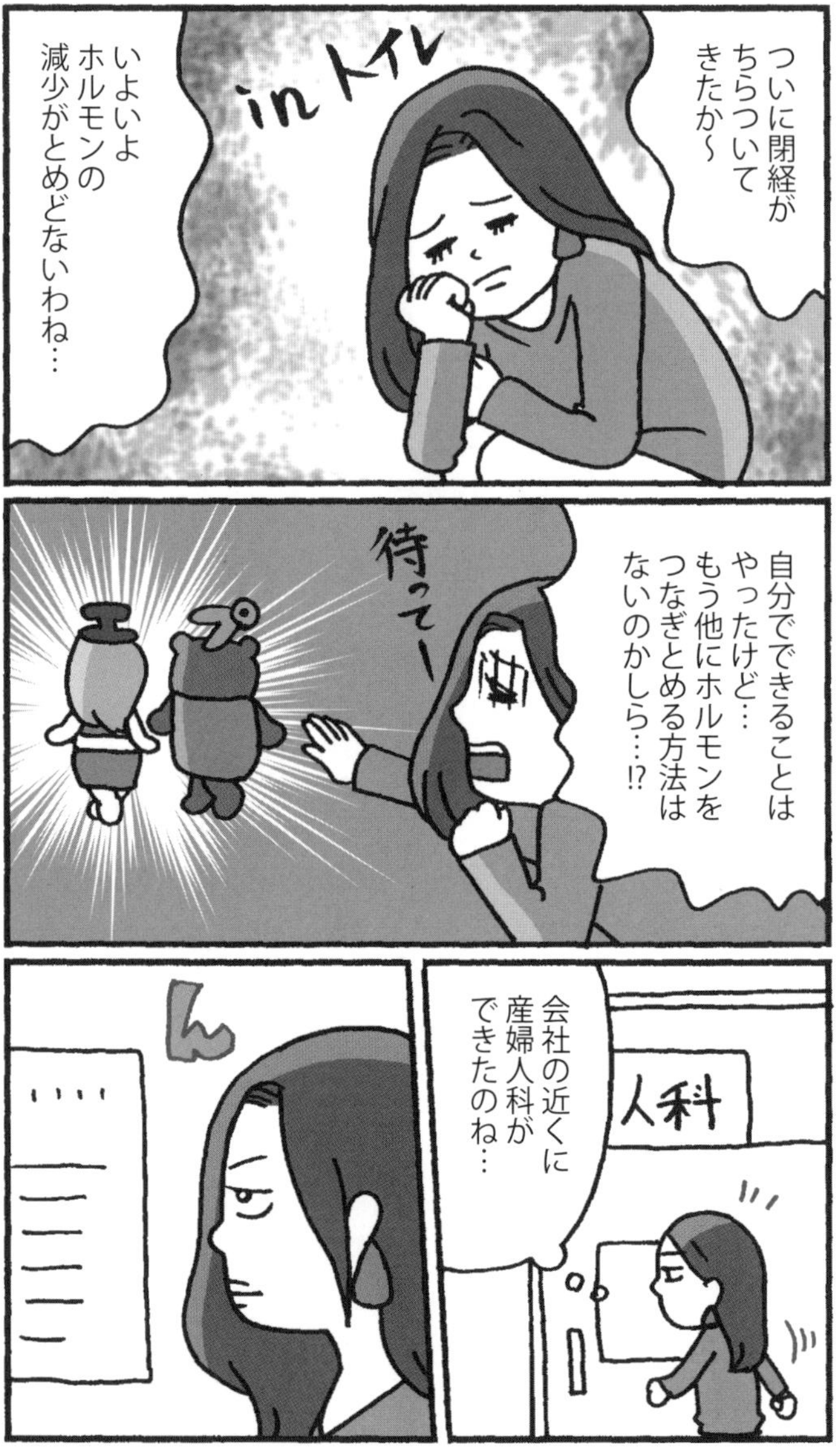
ついに閉経がちらついてきたか～
in トイレ
いよいよホルモンの減少がとめどないわね…
自分でできることはやったけど…もう他にホルモンをつなぎとめる方法はないのかしら…!?
待ってー
会社の近くに産婦人科ができたのね…
人科
ん
……

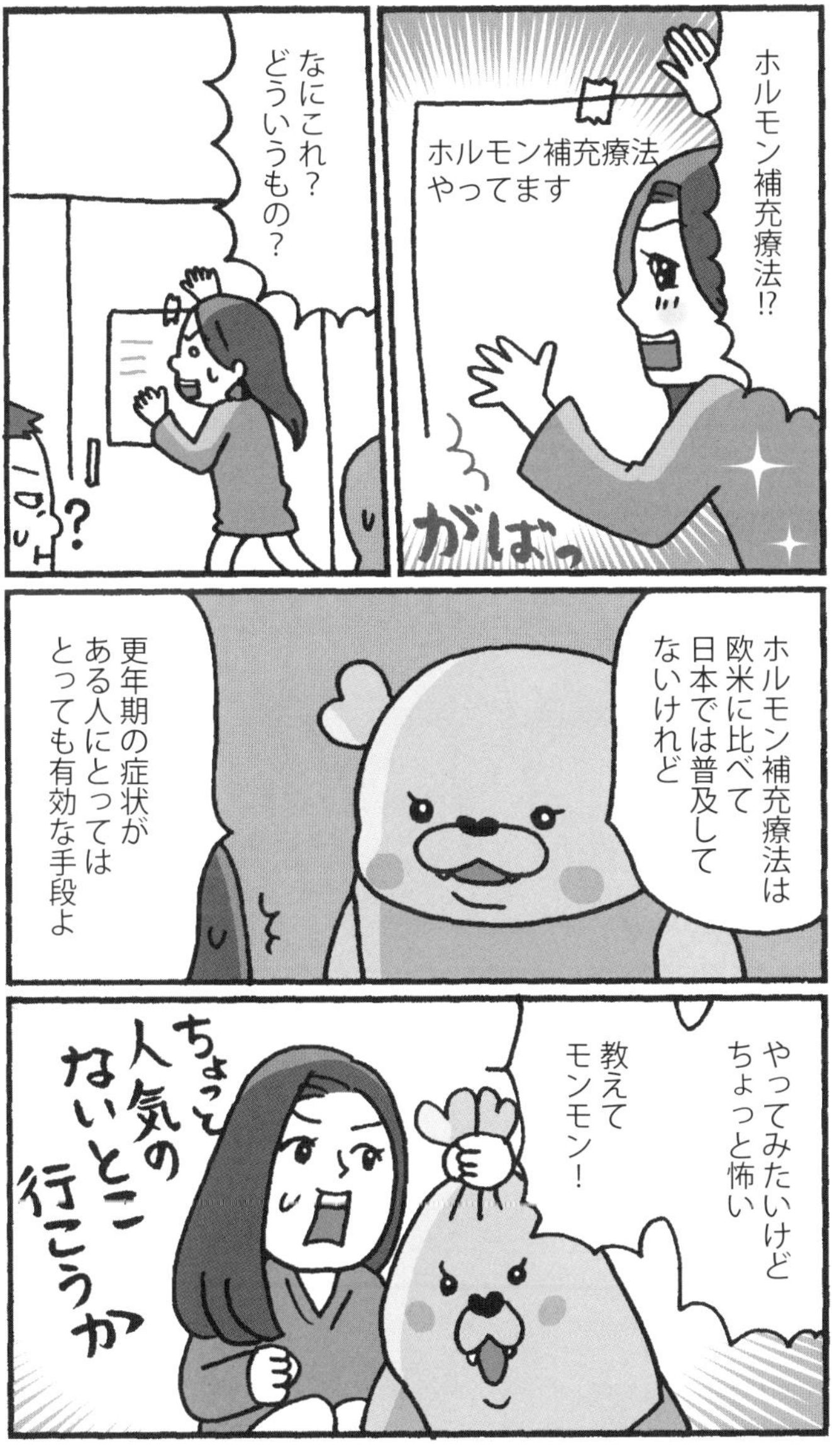
ホルモン補充療法!?
ホルモン補充療法
やってます
がばっ
なにこれ?
どういうもの?
ホルモン補充療法は
欧米に比べて
日本では普及して
ないけれど
更年期の症状が
ある人にとっては
とっても有効な手段よ
やってみたいけど
ちょっと怖い
教えて
モンモン!
ちょっと
人気の
ないとこ
行こうか

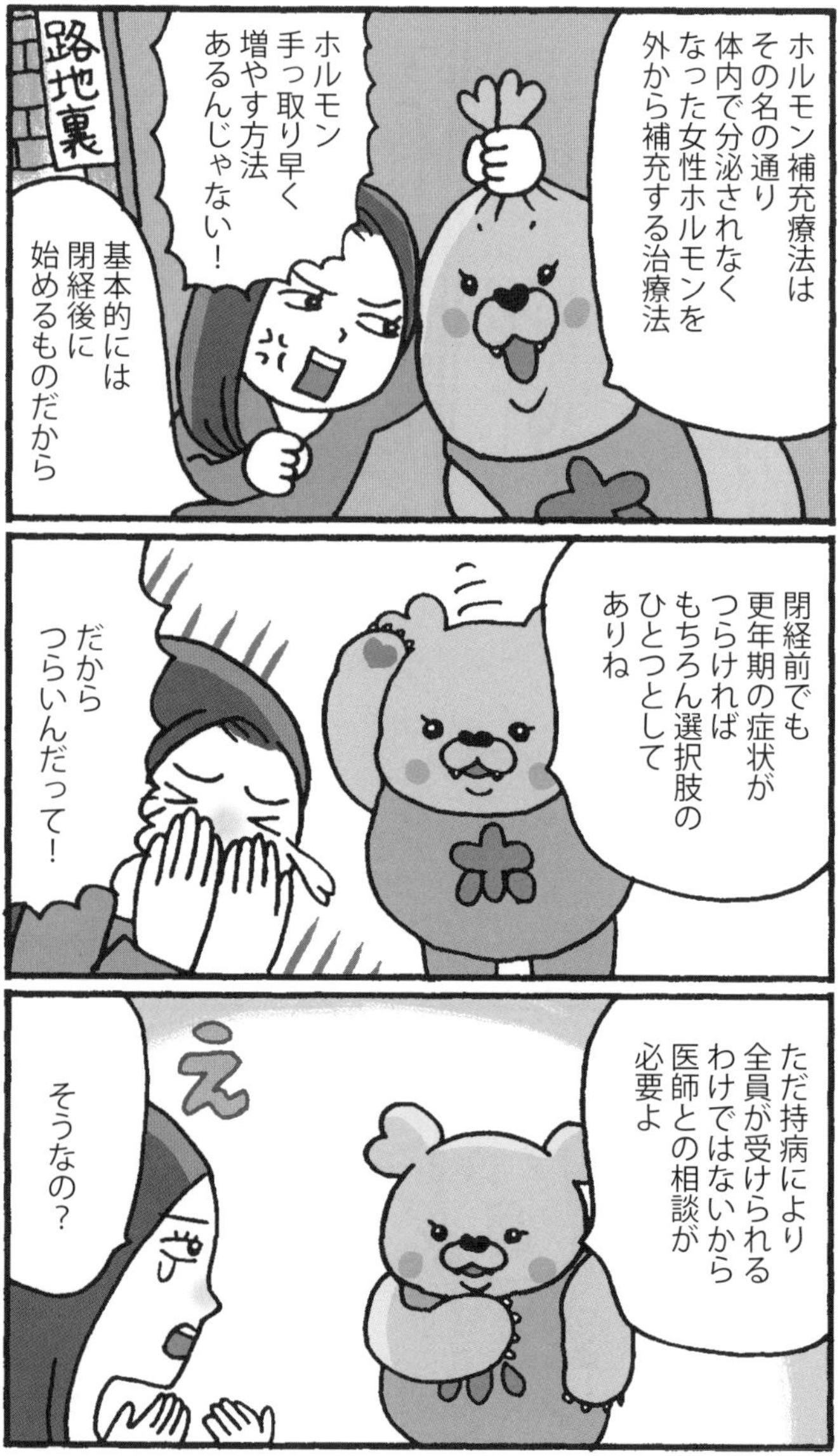
ホルモン補充療法はその名の通り体内で分泌されなくなった女性ホルモンを外から補充する治療法
ホルモン手っ取り早く増やす方法あるんじゃない！
路地裏
基本的には閉経後に始めるものだから
閉経前でも更年期の症状がつらければもちろん選択肢のひとつとしてありね
だからつらいんだって！
ただ持病により全員が受けられるわけではないから医師との相談が必要よ
え
そうなの？

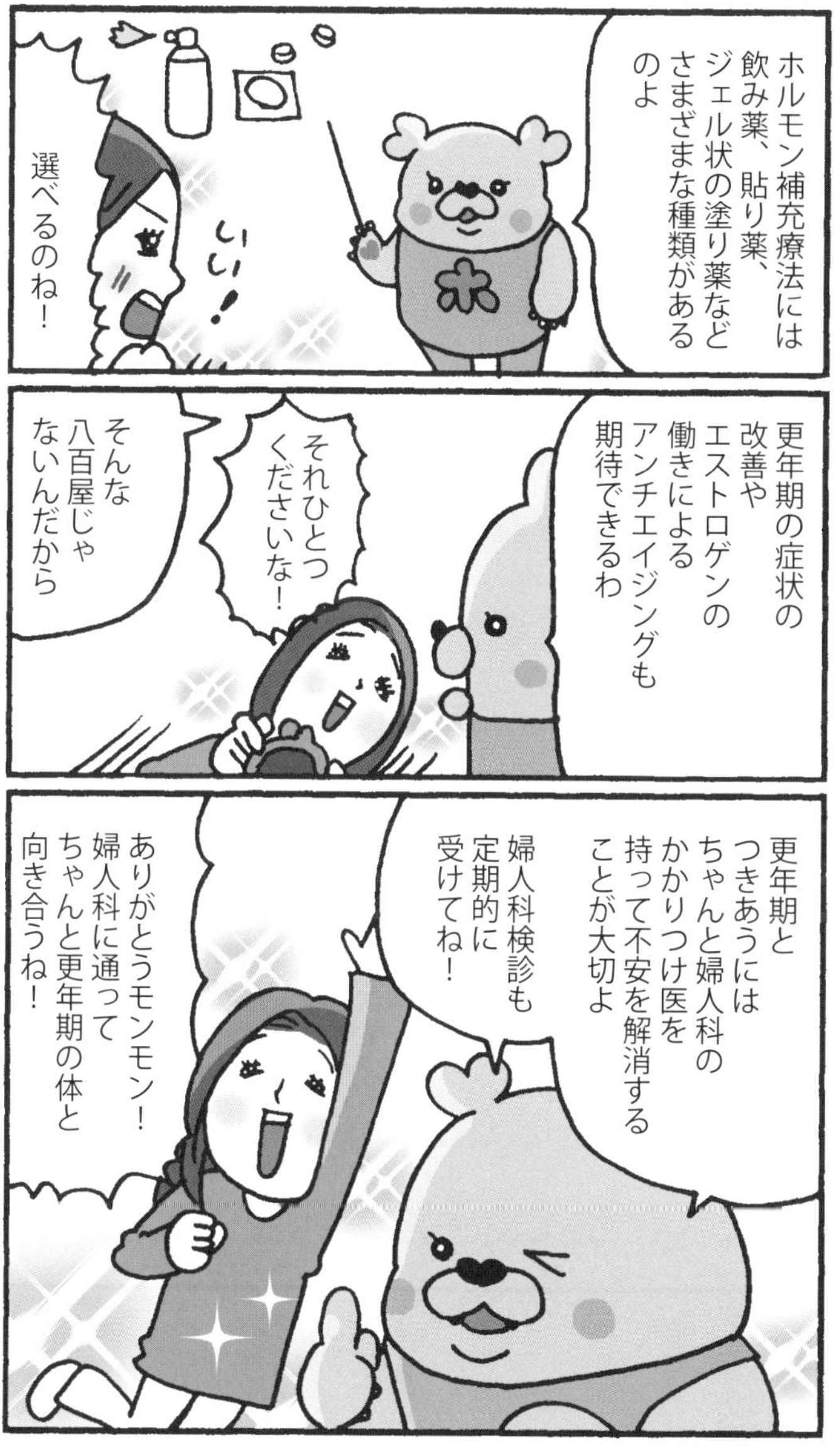
ホルモン補充療法には飲み薬、貼り薬、ジェル状の塗り薬などさまざまな種類があるのよ
いい!
選べるのね!
更年期の症状の改善やエストロゲンの働きによるアンチエイジングも期待できるわ
それひとつくださいな!
そんな八百屋じゃないんだから
更年期とつきあうにはちゃんと婦人科のかかりつけ医を持って不安を解消することが大切よ
婦人科検診も定期的に受けてね!
ありがとうモンモン!婦人科に通ってちゃんと更年期の体と向き合うね!

Q ホルモン補充療法ってどんな治療法ですか？

A 女性ホルモンを外から補充する方法です

基本的に子宮のある方には、エストロゲンとプロゲステロンの2種類を併用して補充します。進めるにあたり、まずは血液検査で女性ホルモンの量を測り、治療を始めるか否かを判断します。最初は少量のエストロゲンを補充することから始めます。

更年期の症状を改善するのに最も効果的な治療法と言われているホルモン補充療法ですが、受けてはいけない人もいます。それは、乳がんや子宮体がんを患っている、または過去に患ったことのある人、そして血栓症の既往がある人、重度の糖尿病、高血圧、肝機能障害のある人は基本的に受けられません。

そう言うと、ホルモン補充療法の副作用を心配する人が多くいます。しかし、間違った先入観を持ったまま、不快な症状に毎日悩まされるよりは、ホルモン補充療法を試してみるほうが有益だと言えるでしょう。

（加藤礼子先生）

ホルモン補充療法とは？

始める前に何か必要？

血液検査でホルモン分泌量を測定したり、尿検査や血圧、骨量測定などをして自分の体のことを知ってから始めましょう。

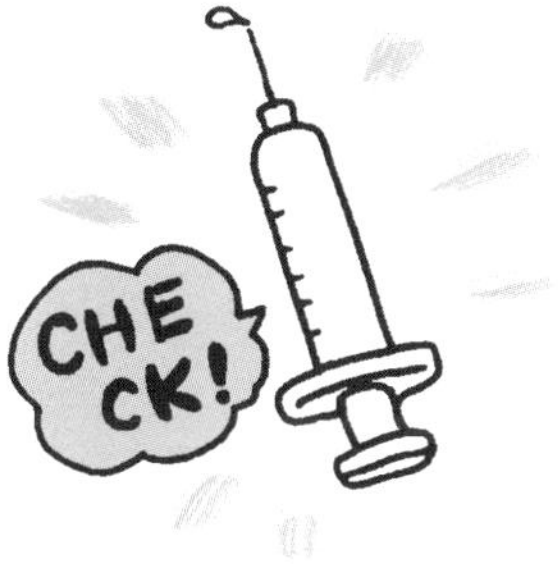

どんなメリットがある？

メリット

女性ホルモンを直接補充することで、ホットフラッシュやほてり、頭痛、めまい、腰痛、イライラなどの気分の落ち込みなど更年期の症状全般に効果があります。

デメリット

不正出血や乳房の張り、吐き気などの副作用が出る場合もあるので、医師と使用量などの相談をしましょう。

受けられない人は？

乳がんや子宮体がんのある人、血栓症の病歴がある人、糖尿病、高血圧、肝機能障害などがある人は服用することができません。体質や病歴について、服用する前に医師とよく相談をしましょう。

Q

ホルモン補充療法の進め方について教えてください

A

周期的投与法と持続的投与法があります

「ホルモン補充療法」は更年期の症状の代表的な治療のひとつで、「HRT」とも呼ばれます。その名の通り、体内で分泌されなくなった女性ホルモンを外から補充する治療法です。月経のあるうちは排卵を抑えてホルモンバランスを一定に保つ効果がある「低用量ピル」などを、閉経後はホルモン補充療法に切り替えるのが一般的です。

飲み薬、貼り薬、ジェル状の塗り薬などさまざまな種類があります。肌が弱い人や自分の体質、生活パターンなどを考えて、医師と相談しながら選ぶ必要があります。どの種類の薬も更年期の症状の治療が目的のため、保険が適用されるので安心です。

ホルモン補充療法には、一定期間ホルモン剤を使用し、数日休薬する「周期的投与法」と、毎日使用する「持続的投与法」があります。更年期の症状や開始してからの期間、子宮の状態を見て、治療を進めていきます。

（安達知子先生）

ホルモン剤の投与例

エストロゲン(経口・経皮)　　黄体ホルモン(経口)

エストロゲン・黄体ホルモン併用療法（子宮のある人に用います）

1　周期的投与方法（おもに閉経前後の人）

間欠法（周期的方法）

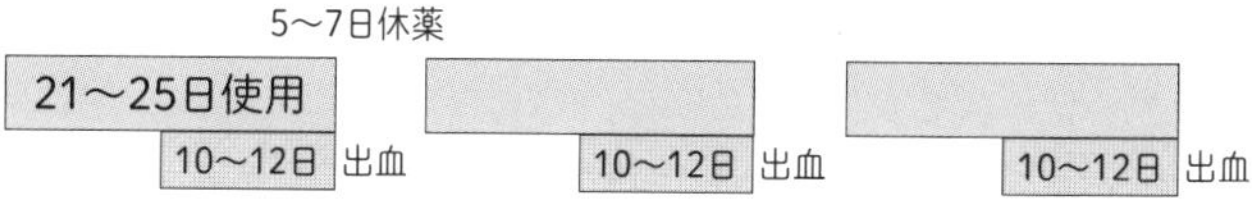

持続法

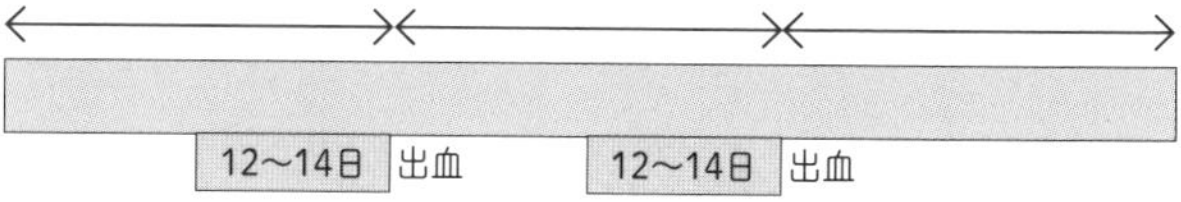

2　持続的併用法（おもに閉経後数年たった人）

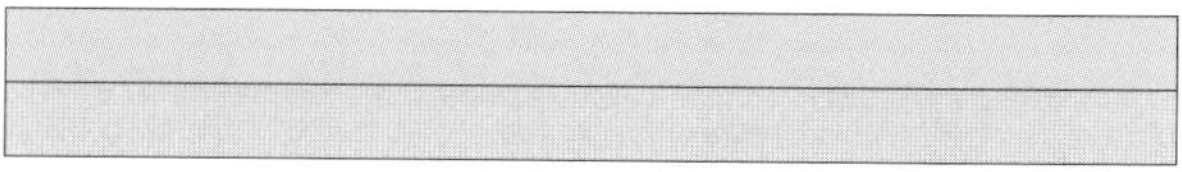

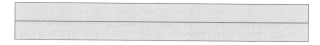

エストロゲン単独療法（子宮のない人、黄体ホルモン放出型子宮内システム挿入中の人）

1　持続的投与法

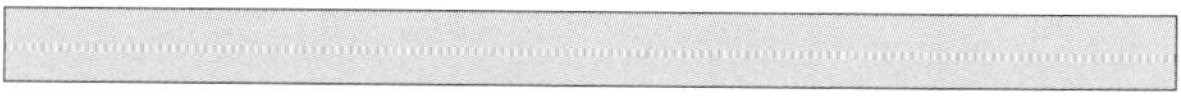

Q ホルモン補充療法はいくつから始めたらよい？

A 月経がバラついてきたら始めましょうか

閉経前は少量でも女性ホルモンが分泌されているので、月経が来るわけですが、分泌量は不安定に。安定した血中濃度にするためにも、月経周期がバラついてきたタイミングで始めるとよいでしょう。もちろん、閉経前に更年期の症状が見られ、日常生活に支障が出るなどつらかったらいつでもホルモン補充療法を始めてかまいません。

閉経しても更年期の症状があまりない人もいるでしょう。しかし、閉経後2年間は骨量が一番減る時期です。もともと骨密度が低いと言われてきた人は閉経後2年以内にホルモン補充療法を始めることをおすすめします。

ホルモン補充療法は、始めても一生続ける必要はなく、症状が改善され、やめてもいいと思えたらいつでもやめることができます。逆に何歳までにやめなくてはいけないという決まりもありません。

（高尾美穂先生）

Q 閉経後10年経ったらホルモン補充療法はできない？

A 慎重な投与になります

ホルモン補充療法は、閉経後できるだけ早く始めたほうがよいとされています。しかし、閉経後時間が経っている場合は、いつ始めてもよいとは言えません。日本産婦人科学会では、「60歳以上または閉経後10年以上の新規投与」は「慎重投与ないしは条件付きで投与が可能」と定めています。

これはごくわずかではありますが、心・血管疾患のリスクが上がってしまうためです。動脈硬化の予防にも効果のあるホルモン補充療法ですが、使用する時期によっては逆にリスクを上げてしまう可能性があるのです。そのため、閉経後10年経っているときは、医師とよく相談する必要があります。

（高尾美穂先生）

Q 母が乳がんになりました。ホルモン補充療法はできない？

A やめる必要はありませんが、検診は必要です

確かに親や姉妹の中に乳がん患者がいる女性は、いない女性と比べて乳がんになるリスクが高いことがわかっています。しかし、だからと言って乳がんが遺伝するわけではありません。母親とあなたは体質的に似ていることから、リスクが高まるというのが真相です（ごくまれに遺伝する乳がんもあります）。

加えて、今や日本では9人に1人の女性が乳がんを発症すると言われており、年間6万人以上の人が乳がんと診断されています。この確率を考えると、血縁関係による乳がんの遺伝はあまり心配しなくてもいいと言えるでしょう。

したがって、母親が乳がんを発症したとしても、あなたが必ずしもホルモン補充療法をやめる必要はありません。ただ、安心するためにも日常的に自己触診し、乳がん検診を定期的に必ず受けましょう。

（加藤礼子先生）

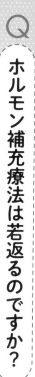

Q ホルモン補充療法は若返るのですか？

A 若々しく見える効能はあります

女性ホルモンが減少すると、肌が乾燥したりシワやシミが目立ったりと肌の不調に悩まされることが多くなります。これは、女性ホルモンのひとつ、エストロゲンにコラーゲンの生成を助ける働きがあるためです。それまではエストロゲンによって髪や肌をきれいに保てていたのですが、更年期を迎えてエストロゲンの分泌が減少したことで、髪や肌にトラブルが起きます。そんなときも、ホルモン補充療法によって外からエストロゲンを補えば、皮膚に潤いが出て肌のハリがアップ、肌トラブルが改善される効果があります。

そのため、ホルモン補充療法を使うと若返るというより、実年齢より若々しく見せることができると言うほうが正しいでしょう。体の不調や心の不調を改善する効果もあるため、結果として若々しく見えるのでしょう。

（加藤礼子先生）

Q

飲み忘れ、貼り忘れ、塗り忘れはどうなりますか？

A 1日2日なら特に問題ありませんが不正出血が出ることも

ホルモン補充療法は、毎日夕食後や就寝前などと時間を決めて、規則的に使用することが求められます。治療法には飲み薬、貼り薬、塗り薬とさまざまな種類がありますが、どれも同じで毎日忘れずにしっかり続けることが治療のためには大切です。

もし、忘れてしまってもそれまで毎日しっかり使用しているようなら、1日2日使用するのを忘れても特に問題はありません。それまでと同じように、また再開しましょう。忘れたことで治まっていた症状が再発する可能性もありますが、服用を再開すればじきに治まります。ただ、人により1～2日でも使用するのを忘れてしまったら、不正出血が起こる場合があるので、医師に相談して指示を受ける必要があります。

ホルモン補充療法は、毎日定期的にきっちりと使用することが求められる治療法なのです。

（安達知子先生）

Q どのタイプのホルモン補充療法がよいですか？

A 医師とよく相談して

飲み薬、貼り薬、塗り薬に分けられますが、これらは自分の体質や体調に合わせて医師と相談しながら選びます。例えば、飲み薬は胃腸から吸収され、肝臓を通って血液中に吸収されるため、胃腸や肝臓に負担がかかることがあります。一方、貼り薬、塗り薬は飲み薬よりも少量で効果がある、中性脂肪を増やさないなどのメリットがありますが、肌がかぶれやすいというデメリットもあります。

投与方法には周期的投与法と持続的投与法があります（189ページ参照）。2種類のホルモンを排卵があったときと同じような順番で投与する周期的投与法は、定期的に月経のような出血があります。そのため、閉経前後で月経不順が気になる女性に用います。2種類のホルモンを同時に連日投与する持続的投与法は、主に閉経して数年経っている女性や月経のような出血を避けたい人に用います。

（加藤礼子先生）

Q 低用量ピルってどんな薬ですか？

A 女性ホルモンを安定させる薬です

低用量ピルは妊娠と月経をコントロールできる薬です。主成分は、エストロゲンとプロゲステロンなので女性ホルモンによるトラブル全般に効果があります。

更年期の症状の治療薬としても有効ですが、低用量ピルは月経のある40歳未満の人が使用するのが基本です。というのも、低用量ピルに含まれるエストロゲンの強度はホルモン補充療法の約6倍。40歳以上の人には、量が多すぎて血栓症のリスクが上がることも。ただ、若い頃から低用量ピルを飲んでいるなら引き続き40歳を過ぎて服用してもあまり心配することはありません。新たに飲み始める場合は注意が必要です。

低用量ピルは副作用が出ることはほとんどありませんが、飲み始めのうちは軽い吐き気や頭痛、乳房の張りなどの症状が出ることがあります。数日で治まる場合がほとんどなので、安心してください。

（安達知子先生）

40代のための低用量ピルQ&A

Q 低用量ピルに種類はありますか？

A いくつかの面から種類があります。

- 3週間飲んで1週間休む21錠タイプと、1週間分プラセボ錠の入った28錠タイプ
- プロゲステロンの種類が避妊のためのピルでは3種類、病気のための保険薬では3種類
- エストロゲンとプロゲステロンの配合比が21錠全て一定の錠剤（一相性）と、配合比が21錠の中で3段階変わるもの（三相性）

などがあります。

Q 低用量ピルを飲めない人はいますか？

A 閉経以降の人は服用できません。また、35歳以上で喫煙習慣のある人、乳がん、子宮体がんにかかっている、血栓症にかかっているかその既往のある人、現在妊娠中、授乳中の人は絶対ダメ。

以下は医師に相談するか、服用は避けましょう。

- 糖尿病、心臓病、腎臓に病気がある
- 血圧が高い

Q 更年期の女性にどんなメリットがありますか？

A 避妊効果や月経の時期をコントロールできるだけでなく、イライラを抑えたり、肌荒れの改善やむくみなどの更年期の不調に効果的です。また、骨粗しょう症の予防にも有効です。

続 40代のための低用量ピルQ&A

Q 低用量ピルは保険が適用されますか？

A 適用されるものとされないものがあります。避妊目的で使うタイプは適用されず、月経トラブルや子宮内膜症などの病気に使うものは保険が適用されます。保険が適用される場合は、本人負担はひと月2000～3000円程度です。

Q 低用量ピルを飲んで不正出血がありました

A 低用量ピルの服用を開始してしばらくは、不正出血はしばしばあります。出血量が多い、痛みがあるなどの症状が見られたら受診しましょう。

Q 低用量ピルを服用中お酒を飲んでもいいですか？

A 飲酒するのは特に問題ありませんが、飲みすぎて服用を忘れるなどないように気をつけましょう。

Q 低用量ピルを飲むと太りますか？

A 低用量ピルを服用することで体調が回復して食欲が出たり、メンタルが安定して過食が落ち着くケースはありますが、ピル服用が原因で太ることはありません。

Q 低用量ピルは毎日同じ時間に飲むべき？

A できるだけ同じ時間に飲むのが理想ですが、多少ずれても問題ありません。飲み遅れが大きく、1回以上飲み忘れたりすると不正出血が出やすくなります。ただ、毎回飲むのが遅れるようなら、携帯のアラームをセットしておくなど対策をとると、忘れず済みます。

Q 長期間服用し続けても問題ありませんか？

A 閉経まで長期間服用しても、特に問題はありません。血圧測定や乳房検診、定期的に婦人科検診を受けると、より安心して服用できるでしょう。

Q 婦人科検診は受けたほうがいいですか？

A 必ず受けましょう

婦人科検診とは、女性特有の病気の検査の総称です。一般的に乳がん、子宮がん（子宮頸がん、子宮体がん）、卵巣がん、子宮筋腫、子宮内膜症などの病気の早期発見をするため行われます。

乳がん検診は、医師による視触診やX線で乳房を撮影して検査するマンモグラフィ、超音波検査などで調べます。ほかのがんと違い自分で触って気づくことも多いので、定期的に自分で触診を。子宮頸がん検診は視診のほか、ヘラやブラシなどを使って子宮頸部の細胞を取り、細胞の異常の有無を調べます。子宮体がん検診は、チューブなどを子宮腟内に挿入し、子宮内膜の細胞を取って、細胞の異常の有無を調べます。

年齢によっては行政サービスで無料で受けられることもあるので、一度確認を。

（加藤礼子先生）

婦人科検診

- **子宮頸がん検診**
  子宮頸部をヘラやブラシなどでこすって細胞をとり、顕微鏡でがん細胞がないかどうかを調べます
- **エコー検査**
  子宮筋腫や子宮腺筋症、卵巣膜瘍の有無などを調べます
- **子宮体がん検診**
  子宮腟内にチューブなどを挿入して、子宮体部の細胞をとり、がん細胞がないかどうかを調べます
- **HPV検査**
  子宮頸がんの原因となるヒトパピローマウイルスが子宮頸部に感染しているかどうかを調べます
- **おりもの検査**
  クラミジア、淋菌、カンジダ、トリコモナスなどを調べます

乳がん検診

- **乳房視触診**
  乳房を触ってみて、しこりや分泌物があるかどうかを調べます
- **マンモグラフィー検査**
  X線で乳房を撮影する検査。乳房からリンパ節にかけて、しこりの有無などを調べます
- **乳腺エコー検査**
  ベッドに横になって片手をあげ、手を上げているほうの胸に超音波をあて異常がないか調べます

そのほかの検診

- メタボ検査（肝機能、コレステロール、血糖、貧血）
- 女性内科血液検査（甲状腺、リウマチ膠原病、腎機能、鉄）
- 女性ホルモン検査
- AMH（卵巣の残った卵の数を測定）
- ABC（胃がん血液検査、ピロリとペプシノーゲン）
- 骨密度
- 内科オプション（便潜血、胸部レントゲン、心電図）
- 内臓脂肪測定
- 動脈硬化検査（頸動脈エコー検査/CAVI動脈脈波検査/脂質分画検査）
- アンチエイジング検査（遅延型食物アレルギー検査（IgG 96項目）／体内有害重金属測定オリゴスキャン）

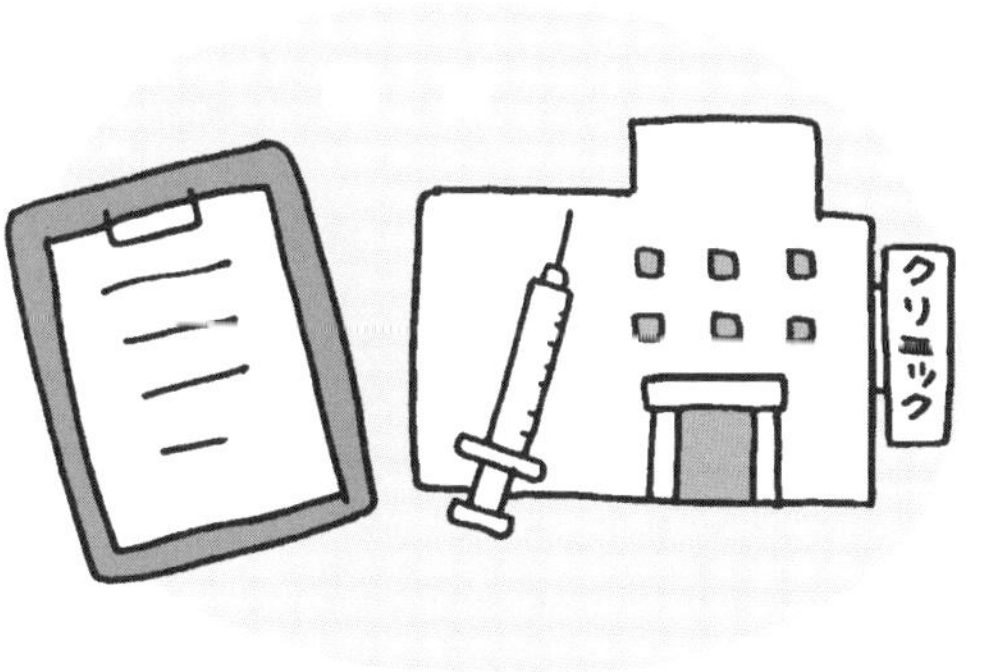

乳がんはセルフチェックも大切！

入浴前に

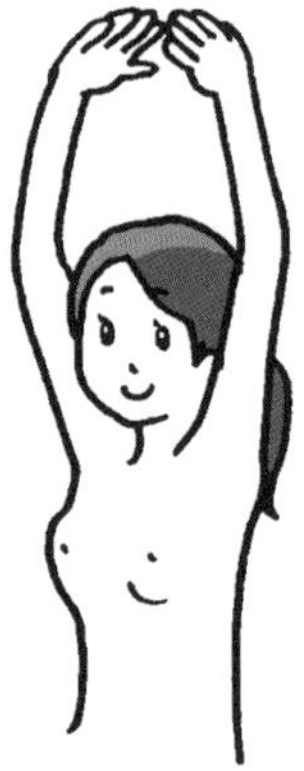

鏡の前に立ち、左右の乳房の形や大きさに変化がないか、乳房のどこかに皮膚のへこみはないか、乳首がへこんだり、ただれができていないか、血の混じった分泌物が出ないかなどを確認します。次に両腕を上げた状態で同様のことを確認します。

寝る前に

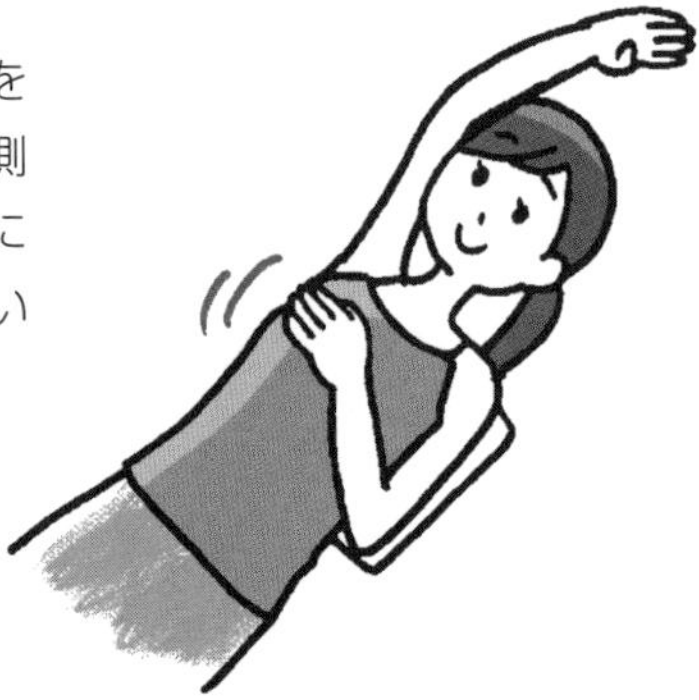

肩の下に薄いクッションなどを敷いて、腕を上げて乳房の内側半分、外側半分、脇の下を順に指の腹で圧迫してしこりがないか調べます。

Q いくつから婦人科検診は必要ですか？

A 25歳を過ぎたら絶対必要

婦人科検診は、25歳を過ぎたら定期的に受けましょう。性交経験があれば20歳からの検診をおすすめします。乳がんや子宮頸がんなどは、どれも早期発見、早期治療で治る確率が高い病気です。気づかず進行してしまうと、治療が難しくなります。

乳がんは日本人女性の12人に1人が発症すると言われており、特に30代後半から40代にかけて急増します。また、子宮がんのうち7割を占める子宮頸がんも、以前に比べて若い女性に発症する確率が高く、30代半ばがピークとされています。

厚生労働省では、乳がん検診は40歳以上の女性を対象に2年に一度、子宮頸がん検診は20歳以上の女性を対象に2年に一度の頻度で受診するよう指針を定めています。

自分の体や健康を守るため、そして知るために定期的に検診を受けましょう。

（安達知子先生）

更年期は人生の折り返し地点
そこをうまく乗り越えると新たな世界が開けます

医療ジャーナリスト　増田美加さん

「更年期はどう過ごすのが正解なのか」「医師に相談というけれど、どうやって見つけたらいいのか」「本当のところ、ホルモン治療法は受けてもいいのか」など、40〜50代の女性の誰もが迷い悩むことについて、女性医療ジャーナリストの増田美加さんに伺いました。

Q そもそも更年期はどんなときに気づくものですか？

月経不順に気がついて、今起こっている不調は更年期のせいかもしれないと気づく女性が多いようです。５人に１人が40歳を過ぎるとなんらかの更年期症状を自覚して

5人に1人が40歳を過ぎてから自覚！

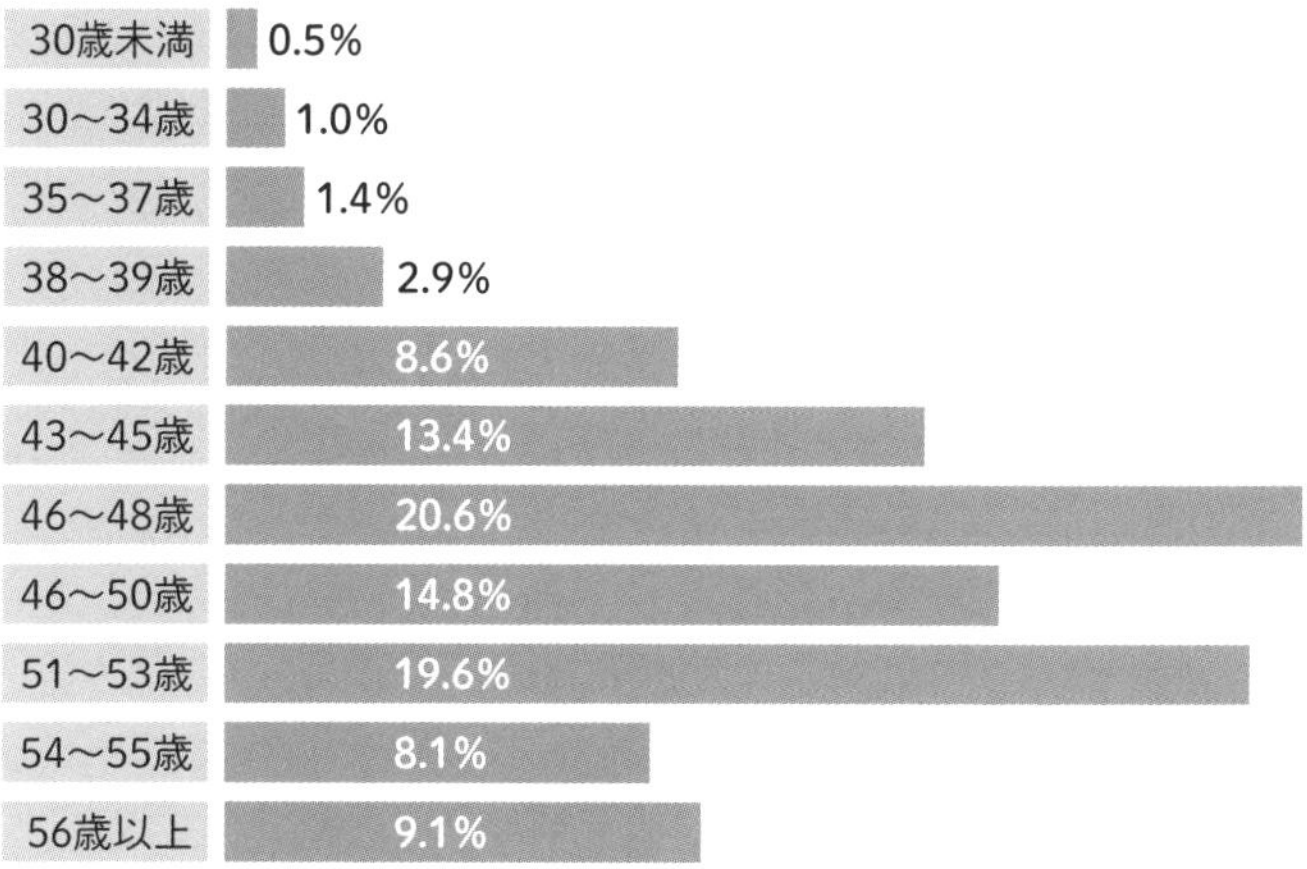

出典「日経 BP『女性ホルモンの教科書』黒住紗織・佐田節子著」

いるというデータもあります（上図参照）。

生理不順とひと言で言っても、どのような不順になるかは人それぞれ。生理の間隔が開いて遅れてくる人もいれば、ひと月に2回生理が来るなど間隔が短くなる人もいます。不調に気づかないうちに閉経したという人もいます。閉経前の生理不順も全員が同じではないというのが、更年期の複雑なところだと思います。

46～48歳で自覚する人が20.6%を占めてもっとも多いです。次に多いのは51～53歳で19.6%で、やはり45歳～50代前半までに更年期を自覚する人が多いようです。

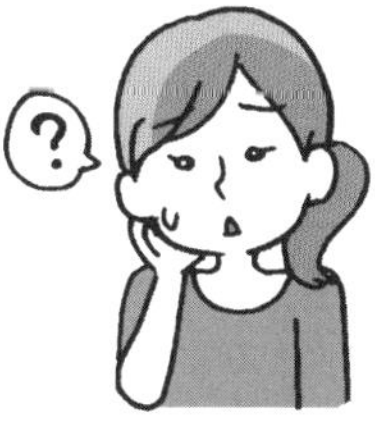

Q 更年期の症状はどんなものがありますか？

更年期障害の症状は、日本産婦人科学会の分類によれば以下の3つです。

ひとつ目が、血管の拡張や自律神経系にかかわるような症状です。ほてりやのぼせ、ホットフラッシュ、発汗などです。

ふたつ目が、それ以外のさまざまな体の症状です。めまい、動悸、胸が締め付けられるような感じ、頭痛、肩こり、腰痛、関節痛、冷え、しびれ、疲れやすさなどです。

何がきっかけで気づいた？

- イライラがひどくなった
- おしっこが近くなった
- 気分にムラがあり、自分で持て余すようになった
- 汗をかいたら20分後には急にさーっと寒気がくるような症状が続くように
- 体が乾燥して、潤いがなくなった
- いくら寝てもだるさが取れない
- めまいがして立っていられなかった
- ひどい肩こりに
- 何か不安が強くて、やる気が起きない

出典「日経 BP『女性ホルモンの教科書』黒住紗織・佐田節子著」

３つ目が精神症状。気分の落ち込み、意欲の低下、イライラ、情緒不安定、不眠などです。

症状は非常に多彩なので、そのつらい症状が更年期による不調かどうかを見極めることが難しい。すべてを更年期のせいにせずに、背後に隠れている別の病気がないかを確認することも大切です。

私も洗濯ばさみが持てないくらい関節痛があったときに、専門の病院で関節リウマチでないことを確認しました。更年期は関節リウマチや膠原病を発症しやすい時期とも重なります。ほかにもさまざまな病気の可能性があるので、まずほかの病気ではないことを確認することは大切です。

「更年期はどれくらい辛かった？」

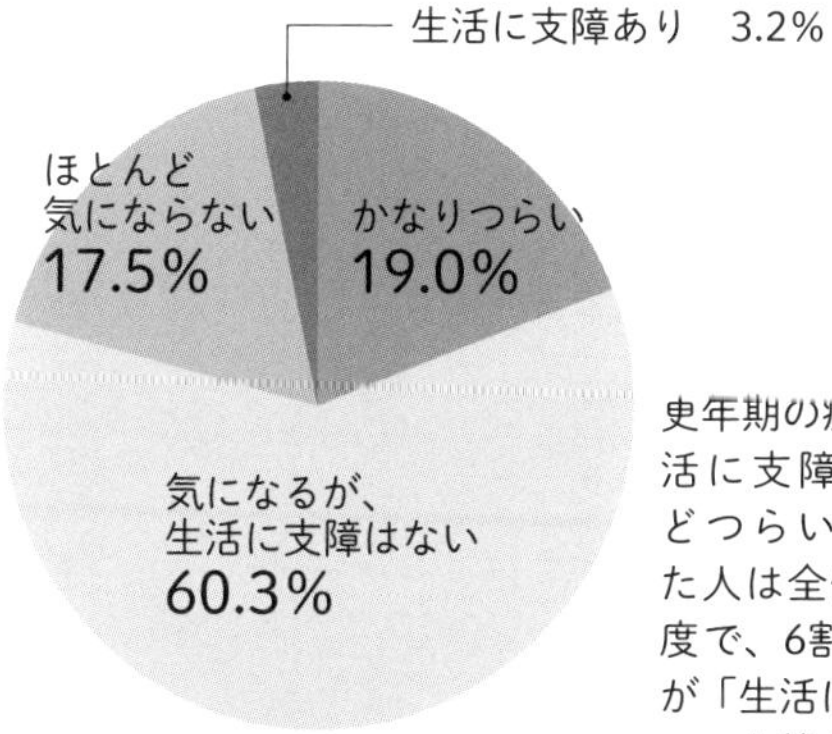

更年期の症状が「生活に支障が出るほどつらい」と答えた人は全体の2割程度で、6割ほどの人が「生活に支障はない」と答えました。

出典「日経 BP『女性ホルモンの教科書』黒住紗織・佐田節子著」

Q 更年期で病院に行くのはどんなときでしょう？

「不調や体の変化は感じるけれど、生活に支障があるほどではない」という方もいます。でも本当に支障がないのでしょうか。日本女性は真面目で勤勉で働き者。だから、「そのくらいは平気、我慢できる」と言います。しかし、欧米女性なら「ああ、つらい。もうダメ～」と言うくらい、つらい症状のこともあります。「気になるけれど支障はない」と60％の人が答えていますが（２０７ページ参照）、「それも更年期の症状として、改善することができますよ」と伝えたいと思います。

更年期の症状で訴えが多いトップ30（82ページ参照）を見ると、全身の倦怠感や肩こりなどが入っていて、「若いときからあるから……」と我慢している方も多いのかもしれません。けれども、どんな症状であっても自分がつらいと思ったら治療の対象になるのです。

Q 更年期症状と更年期障害は違いますか?

更年期症状と更年期障害の違いは、症状のレベルの違いです。更年期に現れる症状の中で、背後にほかの病気が隠れていないものは、更年期症状。その中で症状が強く、日常生活に支障をきたすような重いものを更年期障害といいます。

しかしながら、更年期症状か更年期障害かにかかわらず、自分がつらいと思ったら婦人科に行ってください。症状をやわらげたり、改善できる方法があります。

Q 最近、疲れがとれなくて……くらいで病院に行ってもよいものですか?

もちろん大丈夫です。むしろ、改善できる可能性が高いです。ちょっとした不調は改善できないのでは、と思って、受診しないで我慢している方もいると思います。手や指の関節が痛かったり、耳鳴りやめまいがしたり、頭痛がするのは、更年期とは思っていなかったという人もいます。

更年期の時期にさまざまなつらい症状があれば婦人科を受診して、ホルモン補充療法（HRT）を行ってみてください。それで症状が治れば、更年期の症状だったということがわかります。さまざまなつらい不調が総合的にいっぺんによくなることが多いのです。

Q 更年期が重くなりやすい人に傾向はありますか？

PMS（月経前症候群）が強かった人は更年期の症状も出やすいというデータがあります（211ページ参照）。

PMSは、月経が始まる3～10日前から、情緒不安定、イライラ、抑うつ、不安、眠気、集中力の低下、睡眠障害、のぼせ、食欲不振・過食、めまい、倦怠感、腹痛、頭痛、腰痛、むくみ、お腹の張り、乳房の張りなどがあります。月経前に毎月現れ、月経開始後にはやわらぐことが特徴的です。

Q かかりつけ医はもったほうがいい？

婦人科のかかりつけ医は、もっていたほうがいいと思います。生理痛がひどいとき、生理不順のとき、いつもと違うおりものが心配なときなどに気軽に相談できるといいですね。たとえば、低用量ピルの服用や子宮頸がん検診をきっかけに、定期的にかかる婦人科のかかりつけ医をもっておいて、

PMSの人は更年期にもつらい症状が出やすい

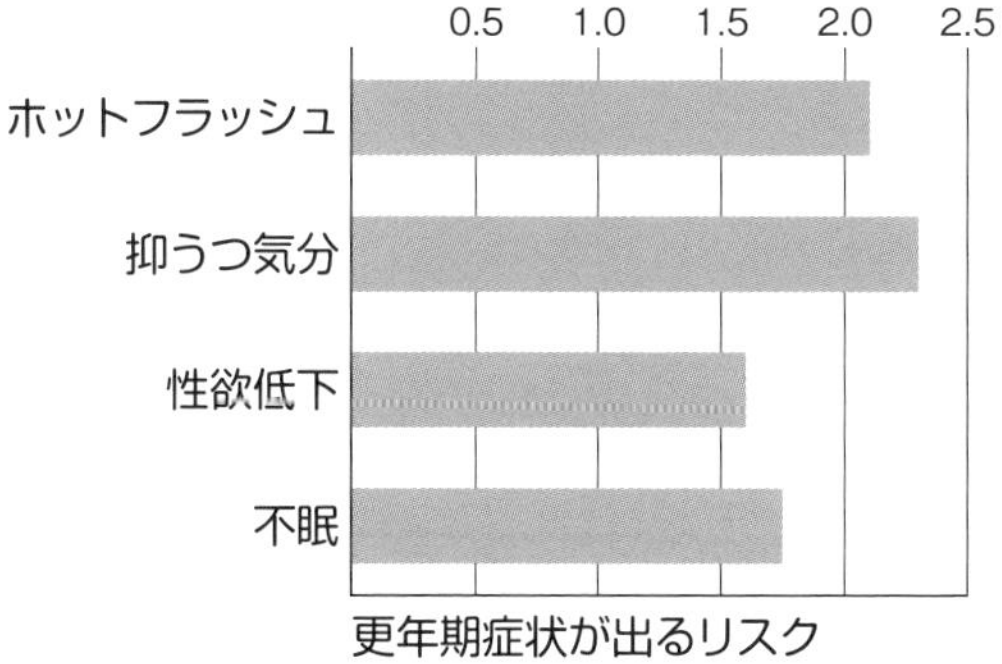

35～47歳の米国女性436人を5年間追跡。PMSがなかった人を1としたとき、あった人はホットフラッシュが2.1倍、抑うつが2.3倍など、更年期症状を経験するリスク（オッズ比）が高いという結果が出ました。

＜データ：Obstet Gynecol;103.960-966.2004＞

更年期が来て不調がつらくなったら、相談する。閉経後、起こりやすいさまざまな病気の予防についても相談にのってくれます。40代で婦人科のかかりつけ医がいない方は、今からでも遅くありません。生涯にわたる健康のパートナーを見つけるつもりで、探してみてください。婦人科医といい関係性が築けたら、一生の財産になると思います。

Q 病院にかかるとき、お医者さんに伝えるポイントを教えてください

更年期の不調を診てもらうときには、コミュニケーションを取れる医師を選ぶことも大事。更年期はたくさんの症状が出ます。その症状を話して説明したいですね。ただし、とりとめもなく話すと、医師も混乱します。事前に、伝えたい症状をまとめておくことをおすすめします。多くの症状の中で最も困っているものは何か、その症状が始まったのはいつ頃からか、最終の生理はいつか、飲んでいる薬はあるか、基礎体温をつけていれば基礎体温表を持参するといいでしょう。基礎体温表は、医師があな

婦人科に行く前にまとめておきたいこと

相談したいことは何か

妊娠しているかどうか/月経にまつわること（月経が止まる、不順、月経痛がひどいなど）
月経以外の出血（不正出血）/おりものについて/外陰部について
更年期障害の症状/残尿感や頻尿など尿について/不妊相談
月経をずらしたい/がん検診を受けたい　など

自分の状況

1年以内に乳がん検診、子宮頸がん検診を受けているか
既往症はあるか（婦人科系は特に詳しく）
薬アレルギーはあるか/服用している薬はあるか
結婚しているかどうか/性交渉の経験はあるか　など

月経の状況

一番最近の月経はいつからいつまでか
初経はいくつのときか
月経は順調にきているか（サイクルの日にち）
基礎体温をつけていれば記録を持参する

妊娠の状況

妊娠したことがあるか（その回数）
出産回数/流産回数/中絶回数/帝王切開回数
不妊治療の経験の有無

たの体のことを知るために多くのデータが含まれています。

Q 基礎体温は更年期でもつけたほうがいいもの?

排卵の有無や高温期と低温期の間隔、生理の間隔の変化もわかります。更年期で生理が不規則になってきても、自分の体を知るという意味でも基礎体温をつけるといいと思います。更年期前から基礎体温をつけている人は、生理が規則的だった頃と比べてみることもできます。

Q いい医師に巡り合うためのポイントはありますか?

通いやすいことも大事です。自分の家や職場の近くの婦人科のホームページを見て、更年期外来があったり、ホルモン補充療法(HRT)を行っているところは、いいと思います。また、日本女性医学学会のホームページ（https://www.jmwh.jp/）に掲載されている医師は、更年期ときちんと向き合ってくれる医師が多いと思います。

ホルモン補充療法についての知識がある医師は更年期障害に詳しく、丁寧に診てくれる可能性があります。漢方専門医も更年期障害を漢方薬でよく治療してくれます。

まずは1ヶ所行ってみて、自分にどうしても合わないなと思ったら、ほかのクリニックに変えてもいいと思います。「年のせい」「更年期なんて誰にでもある」と言われたり、説明なしに薬を出されたりしたら、私も別の病院に行きます。ただし、ドクターショッピングにならないようにしましょう。3ヶ所くらい行ってみれば、婦人科とはどういうものなのかもわかるし、よい医師に巡り合え、医師とのやりとりもうまくなると思います。

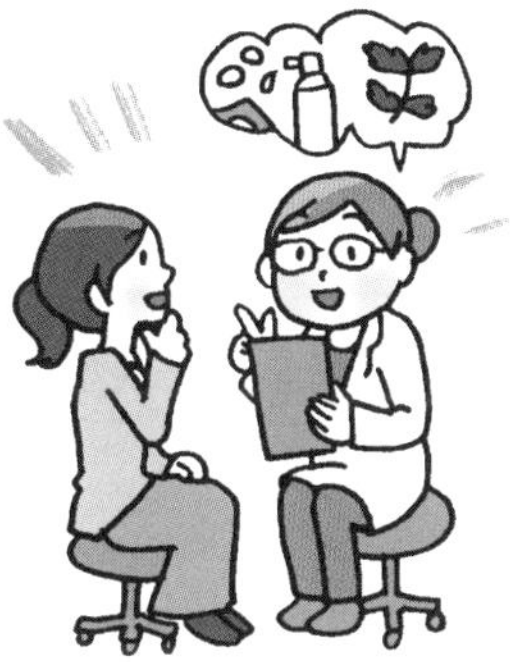

Q 婦人科以外で悩みの相談窓口はありますか？

婦人科のかかりつけ医がいない方は、自分が住んでいる自治体の行政サービスを利用してみてもいいでしょう。

インターネットで「自分が住んでいる市区町村の名前、女性、健康相談」といったキーワードを入れて検索すれば、何らかの窓口が出てきます。そのまま相談を受けてくれるところもありますし、どの病院がいいかを紹介してくれる場合もあります。たとえば、東京都では「女性のための健康ホットライン」という相談窓口も設置しており、電話やメールで相談できます。また、厚生労働省が全国の女性健康支援センターを一覧にしてホームページに掲載しているので、そちらも参考にしてみてください。

Q

女性検診は受けたほうがいい？

検診には、利益も不利益もあります。症状がある方が病院を受診して検査を受けるのとは異なり、検診は、症状がない健康な方が受けるものです。だからこそ、検診を受けることで、利益が上回るエビデンスがなければいけません。

胃がん、肺がん、大腸がん、子宮頸がん、乳がん。この5つの検診は、早期発見できて早期治療すれば命が助かることが証明されている、エビデンスのあるがん検診です。不利益より利益が上回ります。逆をいえば、これ以外のがん検診は不利益が上回る可能性があります。不利益というのは精密検査と言われた心の負担、精密検査の体への負担、経済的、時間的負担もあります。

女性はがん検診以外の婦人科検診も、定期的に受けたほうがいいと思います。もし婦人科で子宮頸がん検診をしてもらうのであれば、その際に経腟超音波で子宮や卵巣の状態を確認してもらうといいでしょう。経腟超音波は、痛みも被曝もない受けやすい検査で、子宮や卵巣の多くのことがわかります。ぜひ定期的に受けたい検査です。

Q ホルモン補充療法は受けたほうがいい？

ホルモン補充療法（HRT）は、更年期障害の治療のファーストチョイスだと思います。ただ、使えない人もいます。たとえば、乳がんや血栓症などを経験した方、治療中の方など。また、使うとしても注意しないといけない慎重投与の方もいます。漢方薬などで治療したいという方もいます。

それぞれの人生の目的や生き方で選択は変わっていいと思います。つらい症状を治療するか、我慢して過ごすのか……。仕事も趣味も、日常生活を充実

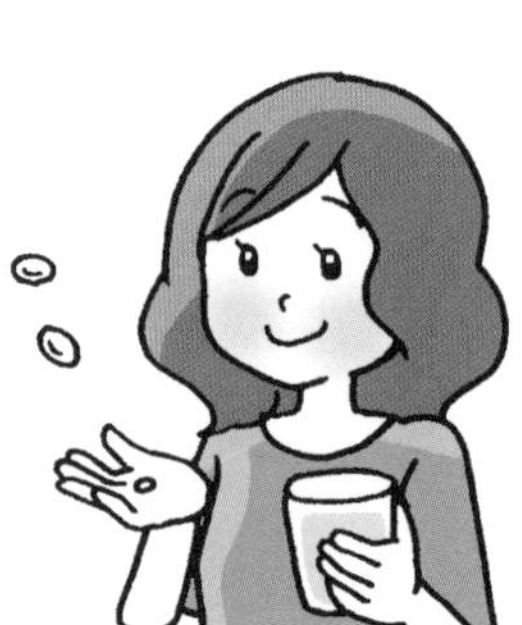

させたい方は、不調を改善して快適な日常を手に入れることも可能です。医師に任せきりではなく、自分がどうしたいかを考えて選択するのが更年期の治療。そのためにも、信頼できる医師に相談しながら、自分に合った治療を行うことが大切ですね。

Q

更年期の治療はホルモン補充療法だけ？

そんなことはありません。私は乳がんを経験しているため、ホルモン補充療法は行うことができず、漢方薬で治療しました。

婦人科では、漢方薬も処方してくれます。また更年期のメンタル症状には抗うつ薬・抗不安薬・催眠鎮静薬などの向精神薬も用いられます。選択的セロトニン再取り込み阻害薬（ＳＳＲＩ）やセロトニン・ノルアドレナリン再取り込み阻害薬（ＳＮＲＩ）といった新しい抗うつ薬は副作用も少なく、ほてり・発汗などに効果があることが知られています。どの治療も健康保険が使えます。

私は生活習慣も見直しました。更年期の体に合わせて食生活をさらに見直し、運動習慣もつけました。筋肉をつけたことで、体に自信が持てるようになって、心も楽になりました。更年期のメンタルの落ち込みもありましたが、運動によってリフレッシュでき、心の不調も改善されました。運動習慣と食生活の見直し、そして漢方薬の三本柱で更年期を乗り越えた感じです。

Q ここで自分の体と向き合うことで今後が楽になる？

60歳、70歳と歳を取れば取るほどいろいろな病気が出てきます。更年期に自分の体や心と向き合っておくのは、その後のいい予行練習になるのではないでしょうか。医師との関わり方のレッスンにもなるし、自分の経験値も上がります。若いときは徹夜などちょっとくらい無理をしても平気ですが、そうはいかなくなります。更年期の時期に生活を見直しておくと、人生１００年時代を快適に生きるために大事な知識と知恵を手に入れることができます。人生の貯金になりますね。

Q 更年期はどういう時期?

人生の折り返し地点。更年期をうまく乗り越えると新しい世界が開けます。治療法や対処法は一つではなく、引き出しをたくさん作って、組み合わせていきましょう。クリニックでの治療も生活の見直しも、両方試してみてください。中でもメンタルが落ちると、体調にも悪影響が出ます。メンタルをいつも整えておくために、ストレスを上手に発散する方法をこの機会に見つけておけば、これからの人生にも役立ちます。

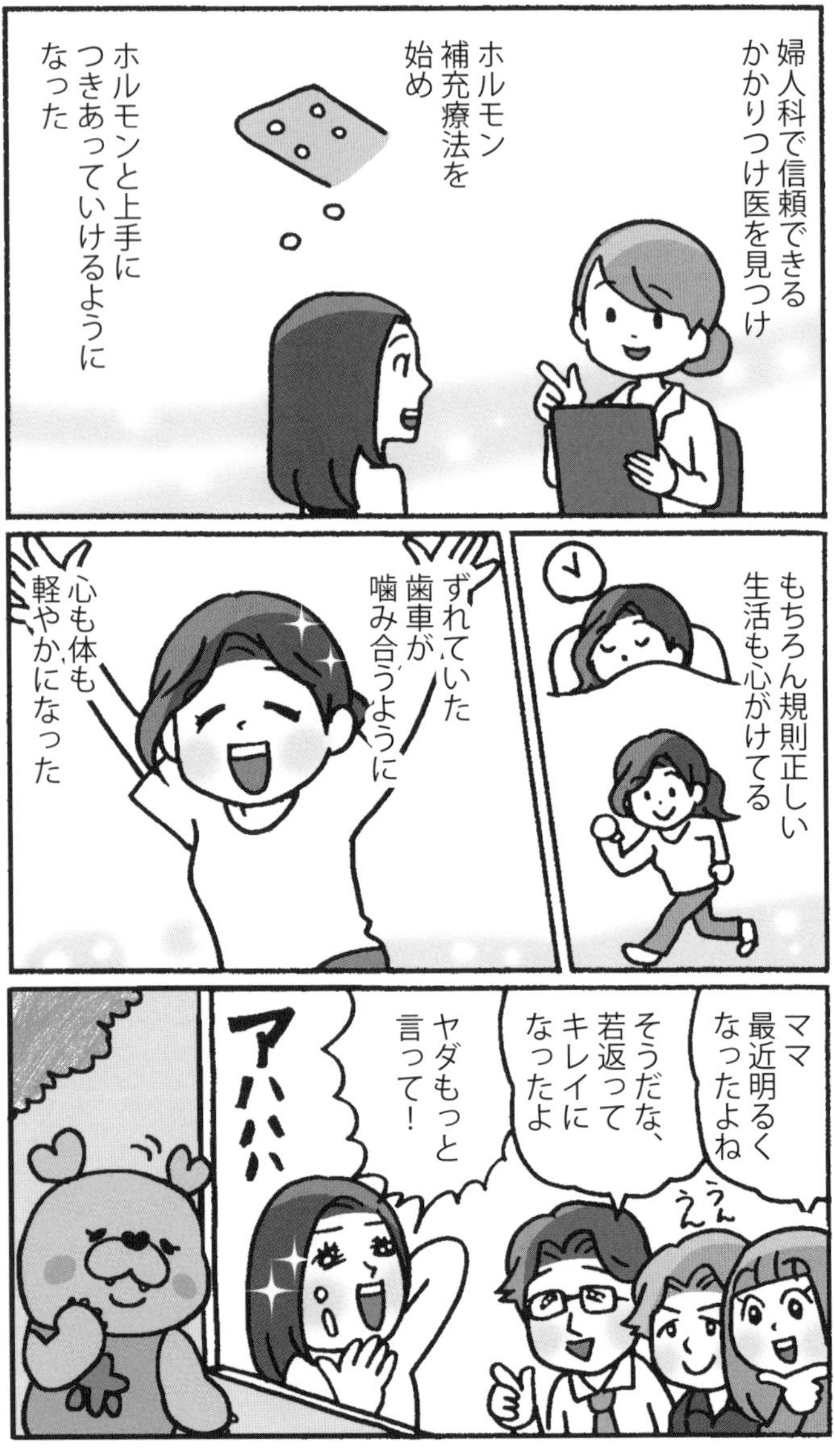
婦人科で信頼できる
かかりつけ医を見つけ
ホルモン補充療法を始め
ホルモンと上手につきあっていけるようになった
もちろん規則正しい生活も心がけてる
ずれていた歯車が噛み合うように
心も体も軽やかになった
ママ最近明るくなったよね
そうだな、若返ってキレイになったよ
うんうん
ヤダもっと言って！
アハハ

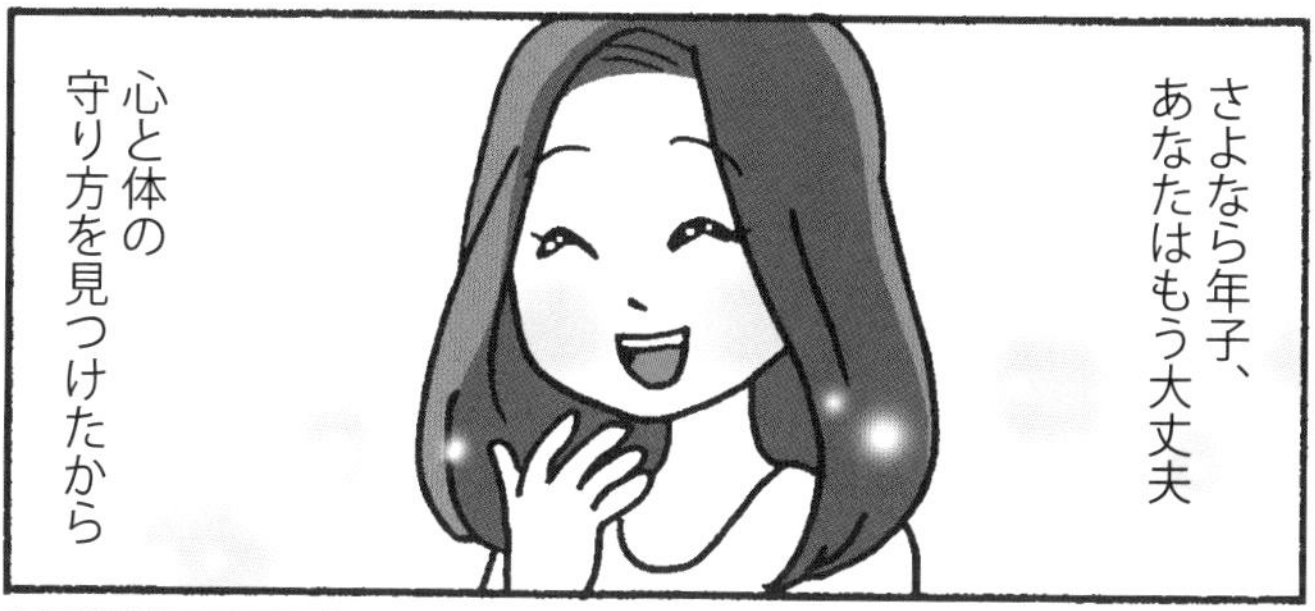
さよなら年子、
あなたはもう大丈夫
心と体の
守り方を見つけたから

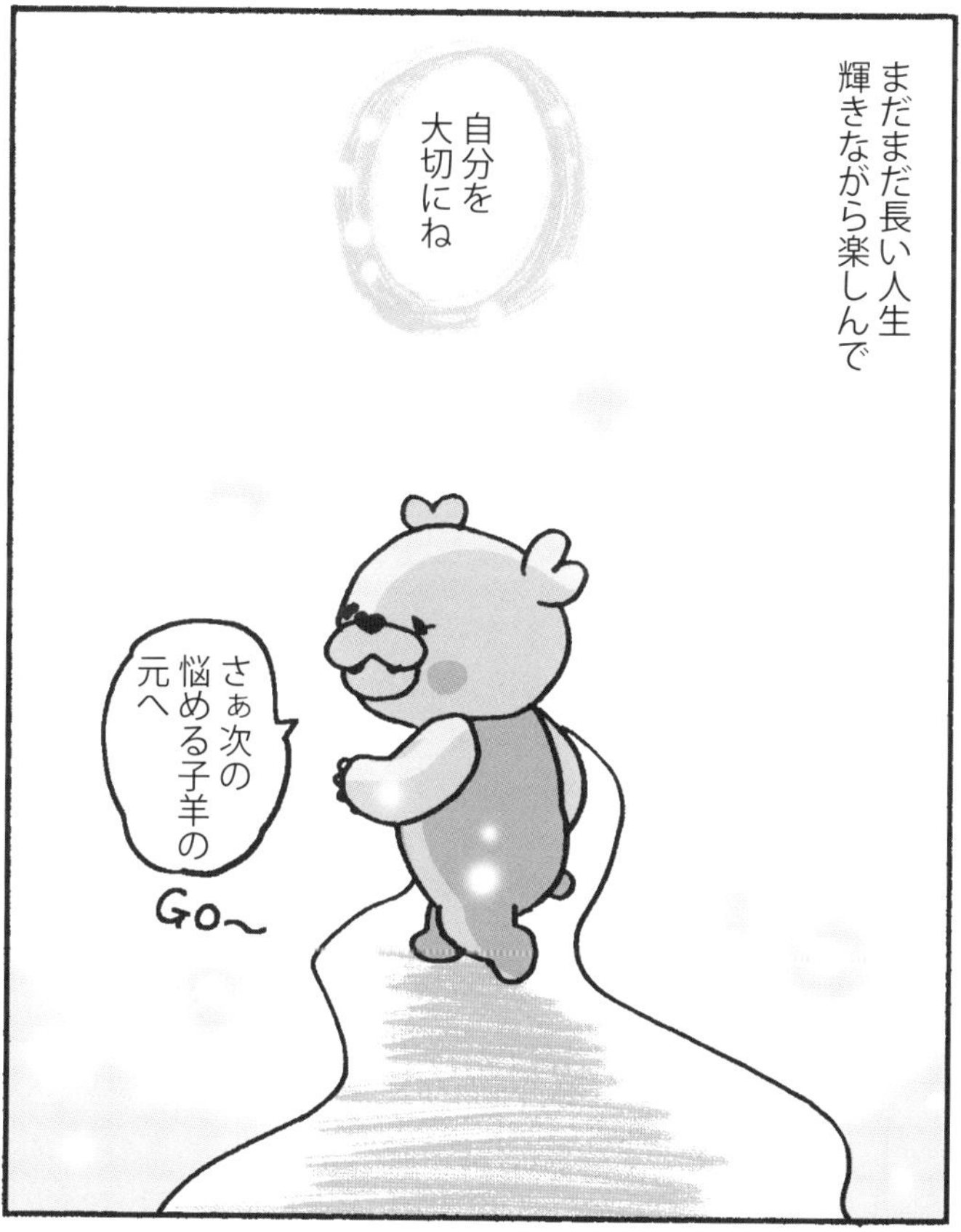
まだまだ長い人生
輝きながら楽しんで
自分を
大切にね
さぁ次の
悩める子羊の
元へ
GO～

STAFF

編集・制作	バブーン株式会社 (矢作美和、古里文香、茂木理佳)
カバーデザイン	仲川里美(藤原印刷)
本文デザイン	木村重子
DTP	NOAH
漫画・本文イラスト	藤井昌子

参考文献
『お肌もからだも心も整えてくれる　女性ホルモンパワー』
対馬ルリ子監修・増田美加著(だいわ文庫)
『女性ホルモン塾』対馬ルリ子・吉川千明著(小学館)
『40歳からの女性の不調　お悩み解決BOOK』(洋泉社)
『プレ更年期1年生』対馬ルリ子監修(つちや書店)

だいたい更年期
いつでも不調な私をラクにするヒント

2021年9月10日初版発行

解　説	安達知子・加藤礼子・高尾美穂・小野陽子・ 吉川千明・増田美加
発行者	亀井 崇雄
発行所	株式会社三省堂書店/創英社 〒101-0051　東京都千代田区神田神保町1-1 Tel:03-3291-2295　Fax:03-3292-7687
制作協力	プロスパー企画
印刷/製本	藤原印刷

ISBN978-4-87923-000-3　C2077